Leben LERNEN
Klett-Cotta

Zu diesem Buch

Aufstellungen geben Anstöße, die nicht selten tief sitzende Blockaden beim Patienten lösen können. Nach einer gelungenen Aufstellungsarbeit hat der Patient ein konkretes Bild vor Augen und eine Landkarte für die nächsten Schritte vor sich. Dagmar Kumbier zeigt in diesem Buch, wir fruchtbar die Aufstellung des »Inneren Teams« für den therapeutischen Prozess genutzt werden kann. In mehrfacher Hinsicht betritt sie dabei Neuland und bereichert die traditionell systemische Methode durch die psychodynamische Fragestellung: Welche unbewusste innere Dynamik ist am Werk? Die Aufstellung des Inneren Teams führt Patientinnen und Patienten an verdrängte Teile ihrer Biografie heran und legt so die Basis für Veränderung und Wachstum. Mit vielen Beispielen aus der Praxis.

Die Reihe »Leben Lernen« stellt auf wissenschaftlicher Grundlage Ansätze und Erfahrungen moderner Psychotherapien und Beratungsformen vor; sie wendet sich an die Fachleute aus den helfenden Berufen, an psychologisch Interessierte und an alle nach Lösung ihrer Probleme Suchenden.

Alle Bücher aus der Reihe ›Leben Lernen‹ finden Sie unter:
www.klett-cotta.de/lebenlernen

Dagmar Kumbier

Aufstellungsarbeit mit dem Inneren Team

Methoden- und Praxisbuch für Gruppen

Klett-Cotta

Leben Lernen 282

MIX
Papier | Fördert gute Waldnutzung
FSC® C083411

Klett-Cotta
www.klett-cotta.de

Printed in Germany
Umschlag: Roland Sazinger, Stuttgart
unter Verwendung einer Zeichnung von © Dagmar Kumbier
Zeichnungen: Dagmar Kumbier
© der Abbildungen bei der Autorin
Gesetzt aus der Documenta von Eberl & Kœsel Studio GmbH, Krugzell
Gedruckt und gebunden von CPI – Clausen & Bosse, Leck
ISBN 978-3-608-89176-8

Vierte Auflage, 2024

Bibliografische Information der Deutschen Nationalbibliothek
Die Deutsche Nationalbibliothek verzeichnet diese Publikation in der Deutschen Nationalbibliografie; detaillierte bibliografische Daten sind im Internet über <http://dnb.d-nb.de> abrufbar.

Inhalt

Vorwort

Dieses neue, zweite Buch zur Psychotherapie mit dem Inneren Team von Dagmar Kumbier lässt mich staunen. Nie hätte ich gedacht, was daraus einmal werden würde, als ich in den neunziger Jahren damit begann, das Innere Team eines Menschen in und mithilfe einer Gruppe auf die Bühne zu bringen! Der Grundgedanke damals: Die Seele ist das Forum, auf dem diverse Mitspieler aufeinander treffen, miteinander ringen, rivalisieren und koalieren, sich gegenseitig in Schach halten, voneinander befremdet sind oder voneinander nichts wissen wollen, dann aber auch sich miteinander befreunden und ein Inneres Team bilden können. Ein Inneres Team im Geiste einer »Harmonie höherer Ordnung«, bei welcher beileibe nicht alle ein Herz und eine Seele sind, aber dennoch oder gerade deshalb, weil sie die Unterschiede willkommen heißen, zu einem synenergetischen Miteinander fähig werden und dem Leben mit vereinten Kräften begegnen können. Analog zu dem sozialen Gesetz, dass Menschen, die miteinander zu schaffen haben, *einander* zu schaffen *machen,* gilt das auch für die inneren Anteile eines Menschen. Und wenn er diesen seinen zerstrittenen Haufen zur Chefsache machen will, machen muss, dann ist er sehr gefordert und kann, punktuell und vorübergehend, manchmal auch generell und dauerhaft, daran verzweifeln. Wozu gibt es Coaching und Therapie? Sie sind dazu da, den Chef, die Chefin, bei der (Wieder-)Erlangung der inneren Führung zu unterstützen. Und wäre es nicht eine gute methodische Idee, das Psychodrama im Inneren auf einer Bühne mithilfe von empathischen Rollenspielern aufzuführen und damit sichtbar, hörbar, erlebbar, berührbar zu machen? Und dann vielleicht auch veränderbar?

Dagmar Kumbier hat diesen Grundgedanken aufgegriffen und aus der ursprünglichen, durchaus unbekümmerten, »erlebnisaktivierenden Methode in Gruppen« eine fundierte psychotherapeutische Vorgehensweise entwickelt und erprobt, die es nun in sich hat. Die Fundierung ist dreifach. Sie beruht, erstens, auf der Lehre vom Inneren Team, wie eben angedeutet. Folgerichtig sind es (fast) ausschließlich *innere* Anteile, die aufgestellt werden, folglich werden diese zunächst nach den Regeln der Kunst erhoben und visualisiert (das Innere Team ist ja ein »bildgebendes Verfahren«, und Dagmars Bilder sind einfach wunderbar). Folglich auch wird die Existenz eines Oberhauptes, eines integralen Ichs, unterstellt und spielführend in die Arbeit einbezogen. – Die zweite Fundierung bildet die Erfahrung mit verschiedenen Spielarten der Systemaufstellung, wie sie ursprünglich in der Familientherapie entwickelt wurden. Dagmar Kumbier sondiert diese Spielarten in kritischer Würdigung und folgt vor allem der zentralen Idee, dass es, faszinierend und zunächst geradezu mysteriös, geschehen kann, dass die entstehende emotionale Dynamik auf dem Aufstellungsfeld eine verborgene innere seelische Dynamik widerspiegelt und zutage fördert, und zwar oft an unerwarteten Stellen. Jedoch unterscheidet sich die hier dargelegte Aufstellungsarbeit auch in mancherlei Hinsicht dezidiert von den Ansätzen der Systemaufstellungen. So sind die Mitspieler auf der Bühne hier aufgefordert, ihre Rolle gemäß den Vorgaben des Protagonisten zu verstehen (und sich nicht, jedenfalls nicht sogleich, einer eigenen Dynamik zu überlassen). Und noch etwas ist anders – und das hat mit der dritten Fundierung zu tun: Kumbiers Aufstellungsarbeit ist geprägt von ihrer Identität als psychodynamische Psychotherapeutin. Sie suche daher nicht (wie die systemischen Kollegen) in erster Linie nach Lösungen, sondern sie wolle den unbewussten Knoten verstehen und lösen, der den Klienten in seinen Schwierigkeiten festhalte. In dieser Bekundung offenbart sich ein anderes Lösungsverständnis: eine »Lösung« ist, wenn sich innerlich etwas löst! Und damit sich der Knoten lösen kann, will das, was innerlich klemmt, verstanden und in seiner sinnhaften Bedeutung gewürdigt sein. Und wie die authentischen Praxisbeispiele in diesem Buch zeigen, lohnt es sich, dieses Verständnis zu erarbeiten, auf der kognitiven, der emotionalen und der aktionalen Ebene.

Ebenso prägnant wie berührend erweist es sich, dass die Mitglieder auf der inneren und jetzt äußeren Bühne alle etwas auf dem Herzen haben. Eine ungelebte Sehnsucht vielleicht, nicht selten auch eine schwere seelische Altlast. Und wir ahnen angesichts dieser eindrucksvollen Beispiele, in wie starkem Maße das menschliche Individuum ein Beziehungswesen ist, wie sich das frühe Beziehungsschicksal in den innerseelischen Beziehungen niederschlagen und wiederfinden kann.

Ja, in diesem Buch lernen wir nicht nur eine neue psychotherapeutische Methode kennen. Dies allein wäre es wert gewesen, denn durch das dreifache Fundament ist etwas faszinierend Neues entstanden, wie so oft, wenn aus sehr unterschiedlichen und voneinander getrennten Denkschulen eine Zusammenführung gelingt. – Nein, in Dagmar Kumbiers Buch lernen wir nicht nur eine neue Methode kennen, sondern, nahezu beiläufig und doch eindringlich, auch etwas über die Seele des Menschen. Und wie wir über den gestirnten Himmel über uns inzwischen einiges wissen und vieles noch nicht, so wissen wir über die menschliche Seele in uns auch vieles noch nicht. Aber, und diese Überzeugung wächst bei der Lektüre dieses Buches, wir kommen voran!

Hamburg, 1. November 2015
Friedemann Schulz von Thun

Einleitung

Bei einer Aufstellung wird das Anliegen eines Menschen mithilfe einer Gruppe räumlich inszeniert. Der Aufstellende bittet Teilnehmer der Gruppe, als Stellvertreter bestimmte Rollen zu übernehmen und auf der Bühne für Familienmitglieder, für Mitglieder des Teams, mit dem er zusammenarbeitet, für innere Anteile oder für verschiedene Aspekte dieses Themas zu stehen. Die Wahrnehmungen, Rückmeldungen und Interaktionen dieser Stellvertreter werden zum Spiegel der Dynamik, die dem Anliegen des Klienten zugrunde liegt, und die Aufstellungsbühne wird zum Labor, in dem diese Dynamik erkundet und bearbeitet werden kann.

Die Wurzeln dieser Arbeitsweise liegen im Psychodrama und in der humanistischen Familientherapie. Jacob L. Moreno ließ Klienten ihre Themen mithilfe von Rollenspielern auf der psychodramatischen Bühne inszenieren und bot ihnen die Möglichkeit, in diesem sicheren Rahmen neue Verhaltensweisen zu erproben. Virginia Satir stellte »Familienskulpturen« auf, in denen Familiendynamik nonverbal dargestellt und erfahrbar wurde. Bekannt wurde die Aufstellungsarbeit während der Achtziger- und Neunzigerjahre durch die Familienaufstellungen Bert Hellingers (Hellinger 1994). Hellinger gewann eine große Anhängerschaft, zunächst auch in Teilen der systemischen Familientherapie (Weber 1997). Zugleich wurde er für seinen autoritären Umgang mit Klienten, seinen selbstgewissen Umgang mit Deutungen und sein patriarchalisches Weltbild scharf kritisiert. Da Aufstellungsarbeit lange Jahre geradezu synonym mit dem Namen Hellinger verbunden wurde, geriet mit ihm zugleich auch diese in Verruf.

Inzwischen hat sich die Aufstellungsarbeit von dieser Verengung auf Hellinger wieder gelöst. Die systemische Familientherapie grenzt sich inzwischen von ihm ab und setzt sich zugleich kritisch und engagiert mit ihm auseinander (Weber, Schmidt, Simon 2013). Zugleich ist eine große Vielfalt an Aufstellungsformen aufgeblüht. In Wiesloch ist eine eigene Tradition systemisch-integrativer Aufstellungsarbeit entstanden (Drexler 2015), Matthias Varga von Kibéd und Insa Sparrer haben mit der Systemischen Strukturaufstellung eine einflussreiche Form der systemischen Aufstellungsarbeit entwickelt, die sich in Haltung und Arbeitsweise grundlegend von Hellingers Ansatz unterscheidet (Daimler 2008, Varga von Kibéd & Sparrer 2014). Und auch Hellingers eigener Ansatz findet nicht nur orthodoxe Schüler, sondern ebenso Nachfolger, welche seine Arbeitsweise mit einem humanistischen und partnerschaftlichen Beziehungsangebot verbinden.

Zugleich wird das therapeutische Potenzial von Aufstellungsarbeit zunehmend ernst genommen und erforscht. Das groß angelegte DFG-Forschungsprojekt von Weinholdt und Kollegen weist bei erfahrenen und seriösen Therapeuten eine therapeutische Wirksamkeit von Aufstellungen nach (Weinhold et al. 2013 und 2014). Aufstellungen ersetzen keine längerfristige Therapie, und sie wirken wie jede therapeutische Intervention nicht bei allen Menschen gleichermaßen. Aber gemessen daran, wie kurz diese Art der Intervention ist, ist die therapeutische Wirksamkeit bemerkenswert ausgeprägt und bemerkenswert stabil. Die Zeiten, in denen Aufstellungen den einen als Weg zum Heil und den anderen als Scharlatanerie erschienen, scheinen sich also dem Ende zuzuneigen, die Diskussion über Aufstellungsarbeit hat sich versachlicht.

Ich selber habe die Aufstellungsarbeit Ende der 90er-Jahre zu Beginn meines therapeutischen Ausbildungsweges kennengelernt, und zwar in der Hellinger'schen Variante des Familienstellens. Ich war gleichermaßen fasziniert und empört. Einerseits hat mich die Potenz des ›Feldes‹ tief beeindruckt. Die Stellvertreter auf der Bühne wussten Dinge über die aufgestellten Familien, die nie benannt worden waren, und die Intensität, mit der sich die Dynamik des Systems in den Wahrnehmungen der Stellvertreter spiegelte, hat mich als Stellvertreterin wie als Aufstellende fasziniert. Auf der Aufstellungsbühne habe ich verstanden, in welchem Ausmaß und welcher Tiefe wir Menschen unserer Familie verbunden sind, wie stark die Bande von Loyalität und Bindung in Familiensystemen sind und wie zerstörerisch diese sein können, wie prägend unsere Position in der Familie ist und was es Menschen kostet, mit Familienmitgliedern zu brechen.

Zugleich war mir vieles zutiefst fremd. Die Arbeit auf der Bühne spiegelte nicht die Art, wie ich Wachstumsprozesse bei mir und bei anderen kennengelernt hatte. Umwege, Wut und die Erfahrung, dass Annäherungen trotz aller Bemühungen scheitern können, schien es nicht zu geben – ebenso wenig wie die Erfahrung, dass Versöhnung oft ein schmerzhafter und schwer errungener Prozess ist, der Zeit braucht. Neben der Anerkennung dessen, was Kinder ihren Eltern unabweisbar verdanken (nämlich ihre Existenz und ihr Überleben), fehlte mir die Anerkennung dessen, was Eltern ihren Kindern aber auch antun können – durch Vernachlässigung und Gewalt, Manipulation, Grenzüberschreitungen und Missbrauch, Verächtlichkeit und Sadismus. Die Selbstverständlichkeit, mit der die Therapeuten zu wissen glaubten, was für ihre Klienten richtig ist, entsprach weder dem, was ich als Klientin selber suchte, noch den Werten und Überzeugungen, an die ich als Therapeutin glaubte. Und so wandte ich mich von der Aufstellungsarbeit ab und legte das Handwerkszeug als für mich ungeeignet zur Seite.

Fast zeitgleich lernte ich bei Friedemann Schulz von Thun die Arbeit mit dem Inneren Team (Schulz von Thun 1998) und dabei auch eine Arbeitsweise kennen, in der das Innere Team mithilfe einer Gruppe auf die Bühne gebracht wird (Schulz von Thun 1996, S. 123 ff.). Schulz von Thun nennt diese Arbeitsweise »Protagonist im Spiegel«: Der Protagonist sieht seine eigene innere Dynamik im Spiegel der Gruppe. Diese Arbeitsweise unterschied sich so sehr von der Aufstellungsarbeit, wie ich sie kennengelernt hatte, dass ich beides zunächst nicht in Verbindung brachte. Es wurden keine Familienmitglieder aufgestellt, sondern innere Anteile. Die Stellvertreter wurden nicht nur wortlos hingestellt, sondern eingedoppelt: Der Klient gab ihnen seine eigenen Worte, Gefühle und Bilder mit. Überhaupt behielt der Klient die Regie über das Geschehen. Er gab das Ziel vor, und häufig war dieses Ziel sehr konkret: zum Beispiel eine Entscheidung oder die Frage, wie er einer bestimmten Situation begegnen solle. Und er hörte zwar die Rückmeldungen der Stellvertreter und die Überlegungen des Leiters, aber er selber entschied, was für ihn passte und was auch nicht. Rolle des Leiters und der Stellvertreter war es, dem Klienten dabei zu helfen, seine innere Wahrheit zu erkunden und eine ihm gemäße Aufstellung seines Inneren Teams zu finden.

Ich begann diese Arbeitsweise zu lieben, arbeitete in meinen Seminaren und Workshops immer häufiger damit und war beeindruckt davon, was sich in 90 Minuten auf der Bühne bewegen ließ. Erst durch Rückmeldungen von Teilnehmern wurde mir bewusst, dass ich die Schulz von Thun'sche Arbeitsweise dabei grundlegend verändert und nicht nur meine frühen Erfahrungen mit Aufstellungsarbeit, sondern auch meine Erfahrungen als psychodynamische Psychotherapeutin integriert hatte. Ich hatte begonnen, mit den Mitteln der Aufstellungsbühne die unbewusste innere Dynamik hinter der expliziten Fragestellung zu suchen. Ich begab mich mit meinen Klienten auf die Suche nach den unbewussten Lebensthemen, die sie in ihre Schwierigkeiten geführt hatten und sie darin festhielten, und nutzte dabei das ›Feld‹, das in der Aufstellungsarbeit auf der Bühne entsteht.

Seither habe ich meine Methode der Aufstellungsarbeit ausgearbeitet und weiterentwickelt. Ich habe meine Arbeitsweise unabhängig von neueren systemischen Ansätzen entwickelt und kenne diese daher nicht sehr gut – aber meine Herangehensweise scheint sich trotz vieler Ähnlichkeiten deutlich vom Spektrum der systemischen Aufstellungsarbeit zu unterscheiden. Das musste ich schmerzhaft lernen, als ich auf einer systemischen Tagung eingeladen war, um meine Arbeitsweise vorzustellen. Ich wurde sehr freundlich und interessiert empfangen – und musste feststellen, dass meine Arbeitsweise nicht funktionierte. Das Aufstellungsfeld schien mir geradezu davonzugaloppieren, und ich verstand nicht mehr, was auf der Bühne passierte. Verwirrt und frustriert fuhr ich nach Hause – und merkte später, dass dieses Phänomen immer dann auftrat, wenn viele der Stellvertreter auf der Bühne sehr vertraut mit Ansätzen systemischer Aufstellungsarbeit waren. Seit ich die Gruppe vorher ›eiche‹, indem ich mein Bild von Aufstellungsarbeit vorstelle und den Teilnehmern erkläre, wie ich arbeite und welche Rolle ich den Stellvertretern zudenke, tritt diese Schwierigkeit nicht mehr auf. Dabei geht es nicht um die Frage, welche Art der Aufstellung ›besser‹ ist, sondern schlicht darum, dass Therapeutin, Klientin und Stellvertreter an einem Strang ziehen und dem gleichen Bild von Aufstellungsarbeit folgen.

Mein Bild von Aufstellungsarbeit ist geprägt von meiner Identität als psychodynamische Psychotherapeutin. Das bedeutet: Ich suche nicht (wie viele systemische Kollegen) in erster Linie nach Lösungen, sondern ich will den unbewussten Knoten verstehen und lösen, der den Klienten in seinen Schwierigkeiten festhält. Welche unbewusste innere Dynamik verhindert, dass er dieses Problem wie viele andere in seinem Leben lösen kann? Wieso kann er nicht tun, was er möchte oder als richtig erkennt? Ich stelle die innere Dynamik auf, und ich gehe davon aus, dass diese Dynamik, so leidvoll sie auch sein mag, einen Sinn hat. Sie spiegelt einen Teil der Geschichte des Klienten und hat eine Bedeutung vor dem Hintergrund dieser Geschichte. Sie stellt die bestmögliche Lösung dar, welche der Klient zu einem früheren Zeitpunkt seines Lebens gefunden hat. Als Psychodynamikerin gehe ich davon aus, dass Veränderung und Wachstum damit beginnen, diese unbewusste Bedeutung erlebbar und damit verstehbar zu machen. Mein Ziel ist daher nicht, ein leidvolles Bild unmittelbar aufzulösen – zunächst einmal will ich dieses Bild mithilfe der Aufstellung ergründen und verstehen. Ich verharre also in dem Bild und erkunde gemeinsam mit dem Klienten und den Stellvertretern seine Bedeutung.

Soweit mir bekannt ist, betrete ich mit dieser Verbindung von psychodynamischer Denkweise und Aufstellungsarbeit Neuland. In der psychodynamischen Psychotherapie wird die Aufstellungsarbeit bislang (in der wunderbaren Formulierung Karl Valentins) »nicht einmal ignoriert«, sie scheint außerhalb dessen zu liegen, was therapeutisch wahrgenommen und ernst genommen wird. Ich möchte zeigen, dass sich beides gut und mit Gewinn integrieren lässt, und dabei an das Konzept der Arbeit mit mehrfachen Bühnen anknüpfen, das ich aufbauend auf Luise Reddemann entwickelt habe (Kumbier 2013, S. 89 ff.).

Aufstellungen geben Anstöße. Manchmal können sie die entscheidende Blockade lösen. Manchmal setzen sie einen lang anhaltenden Prozess in Gang, der seine Wirkung ganz allmählich und leise entfaltet. Manchmal müssen die Anstöße noch Schritt für Schritt in den Alltag übertragen und »durchgearbeitet« (Freud 1914) werden, um zu einer nachhaltigen Veränderung zu kommen. Aber nach einer gelungenen Aufstellung hat der Klient ein Bild vor Augen und einen Veränderungsschritt emotional erlebt und verstanden. Ich möchte in diesem Buch darstellen, was das bedeutet. Naturgemäß kann ein Buch keine unmittelbare Erfahrung auf der Bühne vermitteln – aber es kann Geschichten erzählen. Ich danke den Protagonisten der Beispiele, die das Herzstück dieses Buches darstellen, für die Erlaubnis, ihre Geschichten erzählen zu dürfen! Alle Klienten haben ihre Falldarstellung gelesen und genehmigt, und ich habe alle nach ihren Nachklängen gefragt. Wie immer habe ich jeweils die prägnante Kerndynamik erhalten und alle biografischen Details, die Rückschlüsse auf die Person zulassen würden, weggelassen oder verfremdet. Ähnlichkeiten mit realen Personen wären daher reiner Zufall.

Als ich 2011 begann, ein Buch über psychotherapeutische Arbeit mit dem Inneren Team zu schreiben, war die Ursprungsidee ein Buch über Aufstellungsarbeit. Immer wieder hatten Teilnehmer nachgefragt, wo man Dinge nachlesen könne, und tatsächlich schien es mir lohnenswert, etwas darüber aufzuschreiben. Im Schreiben wurde mir deutlich, dass ich dafür im ersten Schritt darstellen musste, wie ich das Innere Team inzwischen verstehe. Denn die psychotherapeutische Arbeit und die Aufstellungsarbeit mit dem Inneren Team hatte mein Verständnis der inneren Dynamik ebenso wie meine praktische Arbeit grundlegend verändert.

Ich hatte auf der Aufstellungsbühne verstanden, wie wichtig die Unterscheidung zwischen erwachsenen, kindlichen und scheinerwachsenen Teammitgliedern ist, und von meinen Klienten gelernt, wie traumatische Erfahrungen und tief greifende Verstörungen die Dynamik im Inneren Team prägen. Ich hatte Ansätze von Richard Schwartz und Luise Reddemann eingearbeitet, und die Arbeit mit Imagination war zu einem zentralen Element meines Handwerkskoffers geworden. Und es schien naheliegend, nicht nur über Aufstellungsarbeit zu schreiben, sondern auch über den Einsatz des Inneren Teams in der Einzeltherapie. Als ich mit den Kapiteln über die Grundlagen des Inneren Teams und den Einsatz in der Einzeltherapie fertig war, war ein umfangreiches und in sich rundes Buch entstanden, und meine Lektorin Dr. Christine Treml und ich befanden, dass der Teil über Aufstellungsarbeit ein eigenes Buch wert sei.

Dieses halten Sie nunmehr in der Hand. Wenn ich mein Grundlagenbuch zur Psychotherapeutischen Arbeit mit dem Inneren Team häufig zitieren werde, dann ist dies nicht in erster Linie der Eigenwerbung geschuldet (auch wenn ich diesen Effekt gerne in Kauf nehme). Im ersten Buch sind viele Grundgedanken dargestellt, die meine Arbeit prägen. (So ist beispielsweise meine Art der Aufstellung sehr von meinem Verständnis der Rolle des Oberhaupts im Inneren Team geprägt.) Ich werde mich in diesem Buch auf die Methodik und Praxis der Aufstellungsarbeit konzentrieren und die Grundlagen so weit darstellen, wie es zum Verständnis dieser Arbeit nötig ist. Für interessierte Leser werde ich auf das Grundlagenbuch verweisen, um die Möglichkeit zu geben, gezielt zu vertiefen.

Das Buch wendet sich erstens an Aufstellungsinteressierte und möchte eine neue Facette von Aufstellungsarbeit darstellen. Zweitens wendet es sich an Psychotherapeuten und Berater, die mit dem Inneren Team arbeiten. Denn das Verständnis der Prozesse auf der Aufstellungsbühne kann die Arbeit mit dem Inneren Team vertiefen, auch wenn Sie mangels Interesse, Gruppe oder passendem Setting nicht mit Aufstellungen arbeiten werden. Und drittens wendet es sich an Leserinnen und Leser, welche die Dynamik im Inneren Team und die Dynamik von Leid und Veränderungsprozessen besser verstehen wollen.

Ich werde als Erstes meine Arbeitsweise vom Feld der systemischen Aufstellungsarbeit abgrenzen und Unterschiede und Zusammenhänge skizzieren. In Kapitel 2 folgt eine kurze Einführung in das Innere Team und dessen Erhebung. Hier werden für Leserinnen und Leser, welche das Innere Team nicht kennen, die Grundlagen dargestellt und für kundige Leser skizziert, wie das Innere Team mit Blick auf die Bühne erhoben wird. Kapitel 3 beschreibt den Aufbau der Bühne, und Kapitel 4 widmet sich dem Geschehen auf der Bühne: Wie läuft die Aufstellung ab, woran können sich Therapeut und Klient orientieren und welche Interventionsmöglichkeiten haben sich bewährt? In Kapitel 5 geht es um die Wirkweise von Aufstellungen und um ihre Mehrdeutigkeit, in denen sie Träumen verwandt sind. Kapitel 6 beschreibt, wie die Bühne wieder abgebaut wird, wie Klient und Stellvertreter aus der Aufstellung herausgeführt werden und wie das gemeinsam Erlebte mit der Gruppe ausgewertet werden kann, und Kapitel 7 wirft einen Blick auf die Frage, ob und wie man Aufstellungsarbeit in der Einzeltherapie einsetzen kann. Am Ende des Buches folgt eine Übersicht über die Beispiele, auf die ich im Text immer wieder verweisen werde. Da meine innere Sprachästhetin einen ausgesprochenen Widerwillen gegen das geschlechtsneutrale Binnen-»I« hat, wechsle ich fallbezogen und unsystematisch zwischen männlichen und weiblichen Formen.

KAPITEL 1

›Systemische Aufstellung‹ und ›psychodynamische Aufstellung des Inneren Teams‹

1.1 Was ist eine Aufstellung?

Was ist eine Aufstellung? Ist jede Methode, bei der ein Thema mithilfe einer Gruppe räumlich inszeniert wird, eine Aufstellung? Wenn nein: Was ist das Spezifische?

In dem lesenswerten Buch von Gunthard Weber, Gunther Schmidt und Fritz Simon zu Aufstellungsarbeit »nach Hellinger« schlägt Fritz Simon vor, das Phänomen der »repräsentierenden Wahrnehmung« zum Kriterium für Aufstellungsarbeit zu machen: »Wenn man dieses Phänomen nutzt, wie immer man auch damit umgehen mag, dann würde ich sagen, sind das Aufstellungen« (Weber, Schmidt & Simon 2013, S. 197). Der Begriff der »repräsentierenden Wahrnehmung« stammt von Matthias Varga von Kibéd und Insa Sparrer und beschreibt das faszinierende Phänomen, dass die Stellvertreter in einer Aufstellung Dinge über das aufgestellte System wissen, die ihnen nicht erzählt worden sind und die zuweilen nicht einmal der Aufstellende selber weiß. So können sich Krankheiten aufgestellter Familienmitglieder (Rheuma, Amputationen, Narkolepsie, Schwindel) in körperlichen Symptomen der Stellvertreter spiegeln, oder diese haben Bilder, die zur Biografie der aufgestellten Personen passen und auf Details verweisen, die sie nicht wissen können. Peter Schlötter (2005) hat in seiner Dissertation nachgewiesen, dass unterschiedliche Menschen am gleichen Platz einer Aufstellung ähnliche Gefühle und Fantasien äußern, und damit gezeigt, dass diese Wahrnehmungen tatsächlich zum Aufstellungsfeld gehören.

Auch wenn es inzwischen einen wissenschaftlichen Erklärungsversuch mithilfe der Theorie der Spiegelneurone gibt (siehe S. 50 ff.), hat die Intensität, mit der sich die Tiefenschichten des aufgestellten Systems in den Wahrnehmungen der Stellvertreter spiegeln, etwas »wirklich Magisches« (Weber, Schmidt & Simon 2013, S. 43). Tatsächlich macht es einen grundlegenden Unterschied, ob diese Form der Wahrnehmung in einer räumlichen Inszenierung erfragt und genutzt wird oder nicht, ob sich der Prozess auf die Wahrnehmungen des Aufstellungsfeldes verlässt oder ob er sich anders organisiert. Eines der Verdienste Bert Hellingers dürfte darin liegen, dass er der Erste war, der diese Kraft des Aufstellungsfeldes systematisch genutzt hat.

Simon unterscheidet dabei zwei unterschiedliche Herangehensweisen an Aufstellungsarbeit (Weber, Schmidt & Simon 2013, S. 48, 65 ff.). Im einen Fall verstehe sich der Aufstellungsleiter als »Heiler«, in diesem Kontext ähnle Aufstellungsarbeit traditionellen Heilungsritualen. Das Setting sei hier hierarchisch, der Leiter nehme die Rolle des Wissenden ein, der das System neu organisiere. Die Gruppe werde zum Zeugen der Inszenierung eines Übergangsrituals, das eine stark suggestive Wirkung habe. Im guten Fall könne dies hochwirksam und sehr heilsam sein. Zugleich bestehe durch die Nähe zu Religion und Schamanismus die Gefahr von Machtmissbrauch und Sektenbildung und es sei schwer, Nützlichkeit und Verträglichkeit wissenschaftlich zu überprüfen. In diesen Bereich gehöre (im Guten wie im Schwierigen) die Aufstellungsarbeit von Bert Hellinger.

Die andere Form von Aufstellungsarbeit ähnle eher dem traditionellen therapeutischen Vorgehen. Der Leiter verstehe sich hier nicht als Wissender, sondern als »Forscher«, der damit rechne, dass das Wissen im Klienten selber liege und dass das erforschte System die Fähigkeit zur Selbstorganisation habe. Die Rolle des Aufstellungsleiters liege hier darin, dieses verborgene Wissen freizusetzen und dem Klienten dadurch zu helfen, die Fähigkeit, sich selbst zu heilen, wiederzufinden. Mit dieser Haltung identifizieren sich die meisten anderen systemischen Aufsteller (z.B. Drexler, Varga von Kibéd und Sparrer), auch meine Aufstellungsarbeit sehe ich in diesem Bereich.

1.2 Systemische Aufstellungsarbeit

Ich möchte im Folgenden in aller Kürze die Aufstellungslandschaft mit den wichtigsten systemischen Aufstellungskonzepten skizzieren und meine Arbeitsweise dazu in Beziehung setzen. Auch wenn ich in diesem Rahmen der Differenziertheit der Konzepte sicherlich nicht gerecht werden kann, scheint mir eine solche Orientierung wichtig. Leserinnen und Leser, die daran nicht interessiert sind, können in Kapitel 1.3 in die Beschreibung meiner Arbeitsweise oder in Kapitel 2 direkt in die Praxis einsteigen.

1.2.1 Familienaufstellung nach Bert Hellinger

Bert Hellinger hat die Aufstellungsarbeit bekannt gemacht. Hellinger geht davon aus, dass Familiensysteme nur dann in Balance und zur Ruhe kommen, wenn sie sich gemäß bestimmter Ordnungen strukturieren, die er in seinen Aufstellungen und in seiner therapeutischen Arbeit als Erfahrungswissen gefunden habe. Er spricht von »Ordnungen der Liebe« und meint damit die bedingungslose Bindungsliebe und Loyalität, die in Familiensystemen untergründig und unbewusst wirke (Hellinger 1994).

Ein Kernmerkmal dieser Ordnungen sei das Recht auf Zugehörigkeit: Jedes Familienmitglied habe das gleiche Recht auf Zugehörigkeit und Wertschätzung. Wenn Familienmitglieder ausgeschlossen oder verleugnet werden, entstehe ein Ungleichgewicht, welches das Familiensystem unbewusst ausgleiche. Oft übernehme dann ein Mitglied einer späteren Generation zum Ausgleich das Schicksal dieses Ausgeschlossenen. Zentral sei auch, dass die Späteren die Vorhergehenden würdigen und anerkennen. Kinder würdigen und anerkennen ihre Eltern, denen sie ihr Leben und ihr Überleben verdanken. Jüngere Kinder anerkennen, dass die älteren vor ihnen da waren, spätere Partner würdigen wichtige frühere Partner der Ehefrau oder des Ehemanns – denn wenn diese nicht gegangen wären, wäre die jetzige Partnerschaft nicht möglich. Wenn die Vorhergehenden nicht gewürdigt werden, gerate das Familiensystem aus dem Gleichgewicht – z. B. dann, wenn ein Mensch mit seinen Eltern hadere oder ihnen Vorwürfe mache. Auch wenn er sich unbewusst die Schuld oder das Leid seiner Eltern oder Großeltern auflade, stelle er sich über diese, denn er mute diesen ihr Schicksal nicht zu, sondern setze sich selber an ihre Stelle. Nur durch bedingungslose Würdigung der Vorhergehenden sei Heilung möglich.

Hellinger nutzt das Aufstellungsfeld, um den Punkt zu finden, an dem das Familiensystem aus der Balance geraten ist. Durch Umstellungen der Stellvertreter, durch rituelle Sätze (»Ich habe es für dich getan!«) und Handlungen des Klienten (beispielsweise eine Verneigung) soll die Balance wiederhergestellt werden. Hellingers Anspruch nach nimmt er also mit einer Aufstellung unmittelbar Einfluss auf das Familiensystem.

Mit den Vorstellungen über Bindungsliebe und generationsübergreifende Verstrickungen und Delegationen befindet sich Hellinger in Einklang mit familientherapeutischen Vorstellungen, etwa mit Iván Boszörményi-Nagy's Gedanken zu generationsübergreifender Loyalität (Boszörményi-Nagy & Spark 1973/2015). Es ist Hellingers Verdienst, die Zusammenhänge differenziert, beschrieben und stärker im Bewusstsein der psychotherapeutischen Welt verankert und Interventionsmöglichkeiten entwickelt zu haben (Weber, Schmidt, Simon 2013, S. 141). Entsprechend wurde seine Arbeit in der systemischen Familientherapie zunächst sehr begrüßt (z. B. Weber 1997) – erschien er doch als jemand, der die Bedeutung des Familiensystems in die oft allzu sehr an der Pathologie des Einzelnen orientierte Psychotherapie einführte.

Zugleich zog Hellingers therapeutische Haltung vehemente Kritik auf sich. Hellinger hat den Anspruch, durch »phänomenologische« Wahrnehmung unmittelbar die Wahrheit über das aufgestellte Familiensystem zu erkennen (siehe etwa Weber, Schmidt, Simon 2013, S. 174). Er sieht sich »im Einklang mit einer höheren Ordnung«, woraus er »hohe Autorität« beziehe (Hellinger & Hövel 1996, S. 22). Vor diesem Hintergrund ist Hellinger nicht dazu bereit, seine Vorgehensweise zu erläutern oder gar mit Kritikern zu diskutieren. Ebenso begegnet er seinen Klienten nicht auf Augenhöhe, sondern als wissender ›Heiler‹, der erwartet, dass der Klient seine Autorität respektiert und seinen Vorschlägen folgt. Wenn Klienten dies nicht tun, dann ist das für Hellinger ein Zeichen dafür, dass der Klient nicht veränderungsbereit ist – mit dem Ergebnis, dass er die Aufstellung abbricht. Die Vorstellungen, die der Klient selbst sich über seine Schwierigkeiten macht, sind für Hellinger ebenso wenig relevant wie dessen Gefühle seinen Eltern gegenüber – zum Beispiel Wut oder Schmerz über das, was mit den Eltern nicht möglich war (Hellinger und Hövel 1996, S. 108 f., 115). Diese Gefühle versteht Hellinger entsprechend seiner Vorstellungswelt als Abwertung der Eltern: Der Klient maße sich hier ein Urteil an und nehme die Eltern und das Geschenk des Lebens, das er von diesen bekommen habe, nicht ohne Wertung an.

Vor dem Hintergrund dieser Haltung distanzierte sich die Mitgliederversammlung der Systemischen Gesellschaft nach kontroverser Diskussion 2004 klar von Hellingers Aufstellungsarbeit. Viele seiner Aussagen und Vorgehensweisen seien »unvereinbar mit grundlegenden Prämissen systemischer Therapie«. Das gelte beispielsweise für »die Verwendung mystifizierender und selbstimmunisierender Beschreibungen«, den »Einsatz potenziell demütigender Interventionen und Unterwerfungsrituale« und »die Vorstellung, über eine Wahrheit verfügen zu können, an der eine Person mehr teilhaftig ist als eine andere«. Dies widerspreche der Grundhaltung der systemischen Therapie, die den Blick auf Wechselwirkungen und unterschiedliche Perspektiven richte und sich gerade von der Vorstellung einer allgemeingültigen Wahrheit, die der eine hat und der andere nicht, radikal verabschiede[1].

---

[1] Die Erklärung ist nachzulesen unter www.systemische-gesellschaft.de und bei Weber, Schmidt und Simon 2013, S. 139 ff.

Andere Kritikpunkte gelten seiner patriarchalischen Weltsicht, in der Frauen nicht als gleichberechtigt erscheinen, und seinem Umgang mit Tätern; mit Nazitätern und Inzesttätern. Hellinger interpretiert deren Taten systemisch, also vor dem Hintergrund von Verstrickungen familiärer und gesellschaftlicher Systeme, und nimmt andere Menschen (beispielsweise die Mütter von Inzestopfern) in die Mitverantwortung. Auch wenn er betont, dass die Täter gleichwohl die Konsequenzen ihres Verhaltens tragen müssen, sind seine Darstellungen häufig als Relativierung und Verharmlosung von Naziverbrechen und innerfamiliärem Missbrauch verstanden worden.

Aus theoretischer Sicht bemerkenswert scheint mir, dass bei Hellinger das Psychische im eigentlichen Sinne nicht vorkommt. In seinen Aufstellungen spielen ausschließlich Fakten eine Rolle: Todesfälle, Scheidungen und Familienmitglieder, die aus unterschiedlichsten Gründen (Homosexualität, Unehelichkeit, Straffälligkeit) verstoßen wurden. Die Frage, wie ein Klient etwas erlebt hat, welche Bedeutung er dem gegeben hat, welche Ängste, welche Wut, welche Sehnsucht das Erlebte in ihm hinterlassen und wie er versucht hat, diese Gefühle zu bewältigen – all dies ist nicht von Belang. Ebenso wenig geht es um die Ziele, welche der Klient für die Aufstellung hat, oder um die Frage, wie er das Ergebnis der Aufstellung bewertet. Der Klient erscheint nicht als Individuum, sondern als austauschbares Glied in einer Familienreihe, ausschließlich definiert durch seinen Ort in dieser Reihe. Der Einzelne verschwindet im familiären Ganzen. Auch der Therapeut wird nicht als Individuum verstanden, er erscheint ausschließlich als Mittler des Feldes, als Medium der »höheren Ordnung«. Damit löst sich bei Hellinger das Individuelle und das Psychische im eigentlichen Sinne geradezu auf.

Trotz aller Kritik hat Hellinger bis heute eine breite Schülerschaft. Manche folgen eng seiner Haltung, andere verbinden die von Hellinger entwickelte Aufstellungsarbeit mit einer wertschätzenden therapeutischen Haltung und nutzen so die therapeutische Potenz seiner Arbeitsweise im Rahmen einer Beziehung auf Augenhöhe.

1.2.2 Aufstellungsarbeit am Wieslocher Institut für Systemische Lösungen

Verbunden mit der Distanzierung von Hellingers Haltung sprach sich die Mitgliederversammlung der Systemischen Gesellschaft 2004 zugleich dafür aus, das »bewährte therapeutische Werkzeug« der Aufstellungsarbeit als »Aufstellungsarbeit jenseits von Hellinger« weiterzuentwickeln und wissenschaftlich zu überprüfen. Diesem Anspruch haben sich Diana Drexler und Gunthard Weber am Institut für Systemische Lösungen in Wiesloch gestellt, indem sie Arbeit durch die Gruppe um Jan Weinhold in einer groß angelegten und methodisch anspruchsvollen DFT-Studie empirisch evaluieren ließen (Weinhold et al. 2013 und 2014).

Drexler charakterisiert ihr Konzept der Aufstellungsarbeit als »systemisch-integrativ« und »systemisch-phänomenologisch« (Drexler 2015, 10, 98): »Es verbindet Prinzipien und Vorgehensweisen systemischer Therapie der Heidelberger Schule, der ›klassischen‹ Aufstellungsarbeit und phänomenologische Konzepte aus psychodynamischen sowie körperorientierten Therapietraditionen.« Drexler kritisiert und dekonstruiert Hellingers Verständnis von »Phänomenologie« mit Rückgriff auf die mit Husserl beginnende Begriffsgeschichte. Eine »phänomenologische« Haltung bedeute gerade, die Erkenntnis auf die unmittelbare sinnliche Wahrnehmung aufzubauen und auf »Annahmen über die tatsächliche Existenz dieser Phänomene« ebenso wie auf »schnelle Erklärungen und Deutungen« zu verzichten. Eine phänomenologische Haltung sei daher untrennbar mit der Achtung vor der je subjektiven Erfahrung verbunden, darin ähnle sie konstruktivistischen Konzepten (ebd., 23 ff.). Wenn Hellinger den Begriff »phänomenologisch« als Beschreibung für eine angeblich unmittelbare und objektive Schau der Phänomene durch den Aufstellungsleiter nutze, verkehre er den Begriff auf verwirrende Weise ins Gegenteil (ebd., 29).

Drexler geht also von einer grundlegend anderen therapeutischen Haltung aus als Hellinger. Ihr Ausgangspunkt ist in systemischer Tradition eine gründliche Anliegenklärung, und die Arbeit auf der

Bühne findet im »Trialog zwischen Aufstellungsleitung, Klientin und den Repräsentanten im Aufstellungsfeld« statt (ebd., 67), die Aufstellungsleiterin stimmt die Richtung also immer wieder mit der Klientin ab. Es geht ihr darum, Suchprozesse mit Blick auf das Ziel der Klientin anzustoßen, ihre Handlungsspielräume zu erweitern, Ressourcen sichtbar zu machen und sinnlich zu verankern. Kern ist Achtsamkeit vor der je konkreten Erfahrung, als wesentlichen Wirkfaktor sieht sie die positive Gruppenerfahrung, die mit einer gelungenen Aufstellung verbunden ist.

Inhaltlich bestehen durchaus Bezüge zu Hellingers Vorstellungswelt und Arbeitsweise. Auch in Drexlers Familienaufstellungen spielen beispielsweise das Recht auf Zugehörigkeit und die zeitliche Reihenfolge in Systemen eine wichtige Rolle. Drexler erklärt diese Bezüge dadurch, dass die Familienstrukturen unseres Kulturkreises und die Art, wie sich Familiendynamiken über mehrere Generationen hinweg fortsetzen und weitervermitteln, von einer ganzen Reihe familientherapeutischer und psychodynamischer Ansätze beschrieben worden seien. Ebenso seien in diesen Traditionen vielfältige Erfahrungswerte gesammelt worden, wie Familiensysteme in eine gute Balance kommen könnten und wie Verstrickungen aufgelöst werden können. Hellinger habe dieses Erfahrungswissen »in verdichteter und vereinfachender Form als ›Ordnungsprinzipien‹ für menschliche Systeme zusammengefasst« (ebd., 37).

Auch Drexler bezieht sich auf dieses Erfahrungswissen – »jedoch nicht normativ, sondern vielmehr *kurativ* in dem Sinn, dass ihre Berücksichtigung sich bei der Beratung von sozialen Systemen im Allgemeinen und bei der Aufstellungsarbeit im Besonderen als hilfreich und stimmig bewährt hat« (ebd., 38). Die Prinzipien stellen also Orientierungspunkte und Hypothesen dar, die sich mit Blick auf den je konkreten Fall zu prüfen lohnen. Im Unterschied zu Hellinger geht Drexler dabei nicht von kausalen Zusammenhängen aus (»du trinkst, weil dir der Vater fehlt«). Auch wenn es entlastend und heilsam wirken mag, in einer bestimmten Aufstellung den Vater an die Seite des Klienten zu stellen, heiße das nicht, dass der zuvor »fehlende« Vater die Ursache des Problems gewesen sei. Sie illustriert dies durch ein wunderbares Zitat von Varga von Kibéd: »Nur weil Aspirin bei Kopfschmerzen helfen mag, ist Kopfschmerz trotzdem kein Zeichen von Aspirin-Mangel« (ebd., 38).

1.2.3 Systemische Strukturaufstellung nach Varga von Kibéd & Sparrer

Ein weiterer einflussreicher Ansatz systemischer Aufstellungsarbeit ›jenseits von Hellinger‹ ist die Systemische Strukturaufstellung von Matthias Varga von Kibéd und Insa Sparrer (Daimler 2008, Sparrer 2009, Varga von Kibéd & Sparrer 2014). Die Arbeitsweise von Varga von Kibéd und Sparrer wurzelt nicht in der Familientherapie, sondern in der Lösungsorientierten Kurzzeittherapie von Steve de Shazer und Insoo Berg (Shazer 1990). Ihre Orientierungspunkte sind also nicht inhaltliche Vorstellungen und Hypothesen über Familiendynamik, sondern – sehr viel abstrakter – Vorstellungen über die Struktur von Systemen. Dazu dürfte auch beitragen, dass Varga von Kibéd von seiner Grundausbildung her Logiker und Wissenschaftstheoretiker ist.

Varga von Kibéd und Sparrer gehen von einem »konstruktivistischen« Verständnis von Aufstellung aus. Demgemäß bildet die Aufstellung keine objektive Wirklichkeit ab, sondern spiegelt das innere Bild, das der Klient von einem System hat. Aufgestellt wird nicht das System selbst, sondern die »Struktur« eines Systems. Entsprechend orientieren sich die Aufstellungsformate an typischen Strukturen (wie Polaritäten oder Dilemmasituationen). Aufgestellt werden unterschiedlichste Arten von Systemen: Familien ebenso wie Organisationen, Projekte ebenso wie Drehbücher, Körperstrukturen ebenso wie innere Anteile. Dabei werden innerhalb einer Aufstellung durchaus verschiedene, zum Beispiel konkrete und abstrakte, Elemente gemischt. So kann in einer Projektaufstellung neben den Beteiligten des Projekts auch »das, was noch fehlt« oder die »Ressourcen« der Beteiligten mit aufgestellt werden oder in einer Körperstrukturaufstellung eine Krankheit, ein Medikament oder eine Behandlungsmethode.

Das in einer Aufstellung deutlich werdende Bild kann hoch eindrucksvoll sein. Varga von Kibéd verweist auf die darin liegende Gefahr, »die Art der abgebildeten Wirklichkeit misszuverstehen« und Aufstellungen »wie eine Art Mikroskop, Fernrohr oder Indizienbeweis für familiäre und berufliche Zusammenhänge zu verstehen« (Varga von Kibéd 2008a, S. 26). Diese Art der Deutung sei nicht angemessen. Das deutlichste Indiz dafür sei, dass Drehbuchaufstellungen (in denen die Stimmigkeit von Drehbüchern überprüft und ausgearbeitet wird) den Strukturaufstellungen realer Familien und echter Teams mit Blick auf Lebendigkeit und Intensität in nichts nachstehen. Dies zeige, »dass Intensität von Gefühlen und innig anrührende Bilder keinerlei Nachweis für die reale Existenz der betreffenden Personen und Abläufe darstellen« (ebd.). Außerdem zeige sich, dass sich die in einer Aufstellung gefundene Bedeutung später auf anderen Strukturebenen spiegeln könne. So könne sich die Beziehungsstruktur zwischen Chef und Klient in dessen Beziehung zu seinem Vater spiegeln, oder die Art, wie ein Klient mit seinem Partner umgehe, könne seinen Umgang mit eigenen kindlichen Anteilen oder mit den Bedürfnissen seines Körpers spiegeln (Varga von Kibéd 2008c, S. 35).

Die Systemische Strukturaufstellung stellt einen Raum zur Verfügung, in dem die Beziehungs- und Bedeutungsstrukturen eines Systems erkundet und in dem symbolisch Lösungen erarbeitet und ausprobiert werden können. Ausgangspunkt und Maßstab ist das Ziel des Klienten, der Therapeut entwickelt mit diesem gemeinsam neue Perspektiven auf das Problem. Im Sinne der Lösungsorientierten Kurzzeittherapie wird dabei ein vertieftes Verständnis des Problems nicht für nötig gehalten.

Dabei verstehen sich die Therapeuten als »Gastgeber« des Klienten. Von Kibéd und Sparrer knüpfen hier an wertschätzendem und liebevollem Umgang an, den Virginia Satir mit ihren Klienten gepflegt hat, die Vertrauensbeziehung zwischen Therapeut und Klient ist wesentlicher Teil des Prozesses (Daimler 2008, S. 23). Der Klient wird als Experte für sein System gesehen und behandelt. Wenn der Prozess stockt, dann verstehen Varga von Kibéd und Sparrer dies als

Hinweis darauf, dass der Therapeut etwas übersehen hat oder dass beim Klienten die Grenzen der aktuellen Verkraftbarkeit erreicht sind.

Ebenso liegt die Deutungshoheit beim Klienten: Nur er kann beurteilen, welche Bedeutungen den Strukturen zugrunde liegen, die in der Aufstellung sichtbar werden. Daher legen Sparrer und von Kibéd Wert darauf, dass sich der Therapeut jeglicher Deutung enthält: »Die Deutung kommt, wenn überhaupt, von unseren KlientInnen. (…) Manchmal wollen uns KlientInnen zu einer Deutung motivieren. Wir entziehen uns dieser Versuchung, weil es dabei zu starken Fehlinterpretationen kommen kann, die zum Teil auch Schaden anrichten können« (Daimler 2008, S. 22). Die Arbeit des Therapeuten bleibt also auf die Arbeit an abstrakten Strukturen beschränkt, der deutende Übergang zum Inhaltlichen bleibt in der Hand des Klienten.

1.3 Psychodynamische Aufstellung des Inneren Teams

1.3.1 Inhalt, Haltung, Ziel

Mein Bild von Psychotherapie und meine Vorstellung davon, was wirkt und was womöglich ›heilt‹, wurzeln in der psychodynamischen Therapie und in der Arbeit mit inneren Anteilen (Schulz von Thun 1998, Schwartz 1997, Reddemann 2001 und 2011). Ich arbeite also mit Inhalten, ich stelle eine innere Dynamik auf und habe Vorstellungen darüber, wie diese innere Dynamik funktioniert. Eine Besonderheit meiner Aufstellungsarbeit ist dabei, dass das aufgestellte System vollständig anwesend ist: Da ich das innere System der Klientin zu einem bestimmten Thema aufstelle, hat sie dieses System gewissermaßen mitgebracht. Daher gehe ich ebenso wie Hellinger davon aus, dass die Aufstellung das aufgestellte System unmittelbar verändert. Aber ich arbeite mit dem, was er gerade ausklammert: nämlich mit der individuellen inneren Dynamik.

Meine therapeutische Haltung wurzelt wie die von Varga von Kibéd und Sparrer in der Humanistischen Psychologie. Diese beziehen sich auf Satir – meine Wurzeln führen zu Friedemann Schulz von Thun. Auch ich gehe davon aus, dass das Wissen über Bedeutungszusammenhänge im Klienten selber liegt. Dieser kennt die Ursprünge seiner Schwierigkeiten ebenso wie den Weg, der aus diesen herausführt. Allerdings ist ihm dieses Wissen nicht zugänglich, es ist unbewusst. Aufgabe des Therapeuten und der Stellvertreter ist es, ihm mit der Aufstellung dabei zu helfen, sich diesem verborgenen und verschütteten Wissen über sich selbst anzunähern und ihn dabei zu unterstützen, blockierte Wachstumsprozesse freizusetzen.

Innere Dynamik und Inneres Team

Ich gehe davon aus, dass jeder Mensch viele unterschiedliche innere Anteile in sich hat: Innere Pluralität ist der Normalfall (Schulz von Thun 1998). In der therapeutischen Arbeit mit dem Inneren Team sind dabei verletzte und traumatisierte innere Anteile und deren Wächter von besonderer Bedeutung (Schwartz 1997, Kumbier 2013). In traumatischen oder sehr verstörenden Erfahrungen frieren Teammitglieder ein, sie erstarren in der damaligen Situation, im damaligen Gefühl. Wenn der Mensch nun Erfahrungen macht, die an diese alten Gefühle rühren, droht er von diesen Gefühlen überflutet und überwältigt zu werden.

Um gleichwohl in der Welt bestehen zu können, entwickeln Menschen innere Notmaßnahmen. Die verletzten und verstörten Anteile werden so gut wie möglich weggesperrt: ihre Gefühle werden nicht mehr bewusst erlebt und ihre Erinnerungen entweder ausgeblendet oder von ihrer emotionalen Bedeutung abgetrennt. Und es entwickeln sich Wächter im Inneren Team, welche die verletzten Anteile schützen und die zugleich dafür sorgen, dass diese den Menschen nicht mit den alten Gefühlen überfluten und ihn damit erneut hilflos, verletzlich und beschämbar machen. Diese Wächter können sehr unterschiedliche Strategien verfolgen: Sie können versuchen, den Betroffenen durch ›Perfektion‹, ›Leistung‹ oder ›Selbstlosigkeit‹ unangreifbar zu machen. Sie können dafür sorgen, dass er keine Schwäche mehr zeigt, niemandem mehr vertraut oder dass er lieber andere verletzt und unterwirft, als sich selbst noch einmal klein und hilflos zu fühlen. Oder sie betäuben die unerträglichen Gefühle durch Suchtmittel (Nikotin, Alkohol, Cannabis oder andere Drogen) oder exzessiv ausgeübte Tätigkeiten (Computerspielen, Sport, Arbeit, Essen) oder Hunger.

Wesentlich ist dabei: Die Überzeugungen dieser Wächter entstammen der gleichen Zeit wie die damalige Verletzung oder Traumatisierung, oder sie sind etwas später in Kindheit und Jugend entstanden. Nicht nur die Verletzten sind also häufig kindliche Anteile, sondern auch diese oft so machtvoll wirkenden Wächter. Ihr Glaubenssystem und ihr Motto stammen aus der Kindheit, ihre Strategien wurzeln in magischem Denken (»Wenn ich perfekt bin, dann kann mich niemand verletzen!«, »Wenn ich für andere sorge, dann werde ich geliebt!«). Die Wächter folgen dem Motto »Nie wieder (... so verletzt werden, so beschämt werden, so allein sein ...)!« Dieses Ziel ist so machtvoll, dass dabei die Realität und die Anforderungen der heutigen Situation häufig aus dem Blick zu geraten drohen. In der psychodynamischen Terminologie würde man von »Übertragung« sprechen. Die verletzten kindlichen Anteile interpretieren ebenso wie die Wächter die heutige Realität nach dem Drehbuch einer lange vergangenen biografisch hoch aufgeladenen Erfahrung (ausführlich siehe Kumbier 2013, S. 46–66, 89–100).

Daher sind in der Dynamik unseres Inneren Teams die zentralen Erfahrungen unserer Biografie gespeichert und ›eingefroren‹. Das gilt für schwerwiegende traumatische Erfahrungen ebenso wie für andere Arten tief greifender Verstörung (wie frühe Krankenhausaufenthalte, Demütigungen oder das Leben mit traumatisierten oder depressiven Eltern). Diese Dynamik ist in aller Regel unbewusst. Die Leitsätze der Wächter gehen uns als selbstverständlich in Fleisch und Blut über, ihr Ursprung in alten biografischen Erfahrungen wird abgespalten. Und selbst wenn uns diese Ursprünge bewusst sind, bleibt dieses Wissen häufig abstrakt: Es erreicht nicht die Ebene der eingefrorenen und abgespaltenen Gefühle und führt daher nicht zu einer Veränderung.

Der Weg zur Veränderung liegt darin, den Hintergrund der Dynamik im Inneren Team erlebbar und verständlich zu machen, sie gewissermaßen ›aufzutauen‹. Das bedeutet auch: ihren Sinn zu würdigen. Denn die jetzige Konstellation im Inneren war der Versuch, die damalige Verstörung oder Traumatisierung zu bewältigen. Sie war die »bestmögliche Lösung zur Zeit ihrer Entstehung« (Fürstenau 2001, S. 86). In aller Regel waren wir damals hilflos und allein: Es gab niemanden, der Trost, Schutz und Rückhalt geboten hätte. Häufig waren wir noch Kinder – und das heißt: Wir konnten diese Erfahrungen nur in einer kindlichen Denk-, Erlebens- und Gefühlswelt einschätzen und hatten nur kindliche Strategien zur Verfügung, um mit diesen Erfahrungen umzugehen. Auch wenn diese Strategien (»Sich zusammenreißen!«, »Perfekt sein!«, »Sich keine Ruhe gönnen!«, »So streng mit sich sein, dass niemand anders mehr einen Kritikpunkt findet!«, »Das Gegenüber glücklich machen!«) heute häufig leidvolle Folgen haben, mit denen wir hadern, geht es im ersten Schritt darum, diese Strategien vor dem Hintergrund der damaligen Situation zu verstehen und zu würdigen. Erst dann kann es möglich werden, schrittweise andere Wege in den Blick zu nehmen und auszuprobieren.

Vor diesem therapeutischen Hintergrund nutze ich Aufstellungen dazu, diese unbewusste Dynamik im Inneren Team aufzuspüren, sichtbar zu machen und zu verstehen. Ziel ist es, mit den Teammitgliedern in Kontakt zu treten, deren Erleben, deren Glaubenssätze und deren Strategien in vergangenen biografischen Kontexten verankert sind, und diesen Hintergrund zu würdigen. Aus dieser Würdigung heraus kann sich der Kontakt des Klienten zu diesen Anteilen verändern, es kann eine gegenseitige Vertrauensbeziehung entstehen und das innere System kann sich entspannen. So kann eine Veränderung möglich werden, die von den verletzten inneren Anteilen und deren Wächtern ausgeht und das ganze Innere Team erfasst und umgestaltet. Diese Bewegung kann auf der Aufstellungsbühne in den Reaktionen der Stellvertreter unmittelbar spürbar und sichtbar werden. Damit wird es möglich, Wachstumsrichtungen zu entwickeln und auszuprobieren.

Rekonstruktion des biografischen Sinns

Weder Aufstellungsarbeit noch irgendeine andere Therapierichtung kann objektive Wahrheiten ans Licht bringen. Was wir finden und worauf wir stoßen, ist immer die subjektive Wahrheit, sind die inneren Bilder eines Menschen, dieses Klienten. Und wenn wir seine Eltern, seine Geschwister, seinen Partner, seine Kinder fragen würden, dann kämen wir zu anderen Erfahrungen und Geschichten, die ebenso »wahr« sein können wie seine. In diesem Sinne teile ich die konstruktivistische Haltung: Wir können keine objektiven Wahrheiten finden und wir brauchen sie auch nicht zu finden, um therapeutisch wirksam sein zu können. Im Gegenteil, die Anerkennung der Relativität der je persönlichen Wahrheit befreit vom Kampf darum, wer die Welt »richtig« sieht, und ermöglicht es, in der Anerkennung der je persönlichen unterschiedlichen Perspektive Beziehungen und Familien zu entspannen und zu befrieden.

Zugleich ist meine Erfahrung, dass die persönliche Geschichte in der Psychotherapie Anerkennung und Würdigung *als Wahrheit* braucht. Der entscheidende Satz der Traumatherapie (den ich von Luise Reddemann gelernt habe) lautet: »Es war schlimm – und es ist vorbei.« In diesem Satz ist zweierlei enthalten: die Anerkennung dessen, dass es real schlimm war – und der Hinweis darauf, dass der Klient es überstanden und überlebt hat. Heute ist die Situation eine andere, die Bedrohung besteht nicht mehr, heute hat der Klient andere und erwachsenere Möglichkeiten zur Verfügung, um sich zu schützen, heute gibt es womöglich Menschen, die ihn ernst nehmen, schützen und trösten. Heute kann er sich den alten Erfahrungen im Schutz der therapeutischen Beziehung (und auf der Aufstellungsbühne im Schutz der Gruppe) behutsam und in dem ihm angemessenen Tempo nähern.

Die Anerkennung der Realität des Schreckens, der Verlassenheit, des Traumas hat dabei eine wichtige Funktion: Sie ermöglicht es dem Klienten zu verstehen, warum er so ist, wie er ist. Dies kann verständlich machen, warum ein Mensch lange Zeit in einer inneren Enge gelebt, in Angst oder Härte verharrt hat, warum er unter seinen Lebensmöglichkeiten geblieben ist, warum er womöglich seinen

Kindern Dinge mitgegeben hat, die er nie weitergeben wollte. In der Anerkennung der Realität der erlebten Geschichte liegt die Möglichkeit zur Versöhnung mit sich selbst und dem eigenen Leben – und ebenso die Möglichkeit zur Versöhnung mit den Eltern oder anderen Bezugspersonen. Denn auch diese haben eine Geschichte, die ihr Erleben und ihr Verhalten verständlich (wenn auch nicht immer akzeptabel) macht. Gute Verläufe in der Paar- und Familientherapie zeichnen sich dadurch aus, dass die Beteiligten eine gemeinsame Wahrheit entwickeln. Die je eigenen Wahrheiten sind also keine willkürlichen »Konstruktionen«, sie kreisen um einen gemeinsamen Kern und stellen unterschiedliche Perspektiven auf etwas Wirkliches dar.

Der Therapeut oder die Therapeutin muss also die Balance halten: Er muss die Wahrheit des Klienten unbedingt anerkennen – und zugleich wissen, dass dies vermutlich nicht die einzige Wahrheit ist. Er muss den Schrecken und die Ausweglosigkeit der damaligen Situation würdigen und dem Klienten glauben – und sich zugleich dafür offenhalten, dass zu einem späteren Zeitpunkt andere Bilder auftauchen können, dass sich andere Facetten des gewalttätigen Vaters, der kalten und abweisenden Mutter zeigen können. Der Therapeut muss damit rechnen, dass sich Bilder ›drehen‹ können, dass Klienten neue Aspekte erfahren, neue Dinge erinnern oder dass sich im therapeutischen Gespräch neue Tiefenschichten zeigen, welche die bisherige Geschichte in einem anderen Licht erscheinen lassen.

Nur in dieser Balance einer unbedingten Anerkennung der Geschichte des Klienten bei gleichzeitigem Wissen um deren Unvollständigkeit und Relativität kann der Therapeut dem Klienten helfen, Schritt für Schritt seine Geschichte und den Sinn seiner inneren Dynamik zu vergegenwärtigen und zu verstehen. Der Begriff »Konstruktivismus« scheint mir dieses Spannungsfeld nicht hinreichend auszudrücken. Daher nutze ich stattdessen den psychodynamischen Begriff »Rekonstruktion des biografischen Sinns« (Walter 1994).

Aufstellung als Inszenierung der unbewussten Dynamik

Die Aufstellungsbühne dient mir dabei als Rahmen zur Inszenierung des Unbewussten. Mein Ziel ist, gemeinsam mit dem Klienten und den Stellvertretern den verborgenen Sinn der Dynamik herauszufinden und erlebbar zu machen. Ich suche den unbewussten Knoten und folge dabei der psychodynamischen Überzeugung, dass emotional gefülltes Verstehen der Schlüssel zur Auflösung von Blockaden ist.

Dazu bringe ich zunächst die gegenwärtige innere Dynamik des Klienten auf die Bühne. Mithilfe der Stellvertreter inszeniere ich seinen oder ihren inneren Dialog, ich fordere die Stellvertreter dazu auf, in ihren Rollen zum Thema des Klienten in Interaktion zu gehen: Wie soll der Klient sich seiner Schwester gegenüber abgrenzen, welche Entscheidung soll er treffen und was passiert, wenn er einen Vortrag halten soll? In diesem Dialog auf der Aufstellungsbühne zeigt sich die Dynamik, so wie sie ist: vielleicht feindselig oder energielos, vielleicht kommen nur wenige zu Wort, vielleicht gibt es schweigende Eminenzen im Hintergrund. Im Unterschied zu den systemischen Kollegen, die eher nach Lösungsbildern Ausschau halten, schicke ich die Stellvertreter also im ersten Schritt mitten in die Dynamik hinein: Sie sollen diese fühlen und darstellen. Erst im zweiten Schritt befrage ich sie dazu, wie es ihnen in dieser Dynamik und an dem Platz, an dem sie stehen, geht.

Anschließend geht es darum, den unbewussten Knoten zu finden, der diese Dynamik auslöst. Wenn der Klient nicht an dieser Dynamik leiden würde, dann würde er sie nicht aufstellen – aus welcher Quelle speist sich dieses Leiden? Ziel ist zunächst nicht die Auflösung des Leidens, sondern das Ergründen des Leidens. Die Richtung der Aufstellungsarbeit ist also eine andere als in der systemischen Aufstellungsarbeit, und die Veränderungsbewegung ist langsamer und kleinschrittiger. Auch die Rolle der Stellvertreter unterscheidet sich: Es geht um deren aktuelles Erleben (und nicht um Bewegungsimpulse und die Frage, was sie gerne ändern würden). Es geht um die Frage, welchen Sinn die gegenwärtige Aufstellung macht, welche inneren Anteile an dieser festhalten und warum. Um dies herauszufinden, müssen Stellvertreter, Klient und Therapeutin die in dieser Konstellation liegende Spannung erst einmal aushalten. Ich gehe davon aus, dass in diesem unterschiedlichen Rollenverständnis der Grund dafür lag, dass mir früher Aufstellungen, in denen viele Stellvertreter intensive systemische Aufstellungserfahrung hatten, davongaloppiert sind: Denn diese begannen bereits zu einem Zeitpunkt nach einer besseren Lösung zu suchen, an dem ich noch ganz damit beschäftigt war, die Dynamik zu inszenieren und verstehen zu wollen.

Die Aufstellung des Inneren Teams verändert die Rolle der Stellvertreter noch an einem weiteren Punkt. Alles, was hier auf der Aufstellungsbühne erscheint, ist ein Teil vom Klienten. Daher gilt hier die Überzeugung, dass allein der Klient die Bedeutung des Aufgestellten kennt, hier in besonderer Weise. Was *genau* ein innerer Anteil befürchtet, in welchen Erfahrungen diese Furcht wurzelt und was er sich wünscht, weiß niemand so gut wie der Klient selbst. Daher arbeite ich mit dem Klienten selbst, ich lasse ihn also keinen Stellvertreter für sich selbst suchen, und an Punkten, an denen es um die sorgsame Erkundung innerer Anteile geht, arbeite ich sehr viel mit der psychodramatischen Technik des Rollentauschs: Ich lasse den Klienten in die Rolle des Anteils wechseln und die zentralen Fragen selbst beantworten (siehe S. 96). Die Stellvertreter werden in diesen Phasen zum Hilfs-Ich des Klienten, sie sind also weniger eigenständig als in vielen Formen der systemischen Aufstellungsarbeit.

Die Aufstellung dient der Inszenierung der unbewussten inneren Dynamik. Vor diesem Hintergrund bekommen Stockungen im Prozess eine neue Bedeutung. Diese können einerseits ein Hinweis darauf sein, dass ein Anteil des Klienten sich im Aufstellungsprozess übergangen fühlt – darauf verweisen auch Varga von Kibéd und Sparrer. Stockungen können also mich als Therapeutin darauf hinweisen, dass der Prozess in eine falsche Richtung läuft oder dass ich zu schnell bin.

Ein Stocken im Prozess kann aber auch Teil der Dynamik des Klienten sein. Auf der Bühne inszeniert sich die Art, wie der Klient mit seinen inneren Anteilen umgeht (Kumbier 2013, S. 32 ff., 58 ff., 91 ff. – 94, 192 f.). Beispielsweise kann ein ›Stocken‹ anzeigen, dass der Klient gewohnt ist, bestimmte Anteile zu übergehen oder ihr Anliegen sehr technisch abzuhandeln und schnell nach Lösungen zu suchen – sodass diese Anteile sich nicht gesehen fühlen und in den Widerstand gehen. In diesen Fällen bildet sich im ›Stocken‹ ein wichtiges Thema, ein Beziehungsmuster im Umgang mit sich selber ab. Dann wäre es ein zentraler Teil des Aufstellungsprozesses, dieses Stocken genau zu erkunden und das Thema deutlich zu machen, das sich darin inszeniert und zeigt. Ein Beispiel:

Kein Tyrann

Während der Aufstellung ihres Inneren Teams wird deutlich, wie schwer es Ulrike Bender fällt, die Position des Oberhaupts einzunehmen. Sie tritt nicht wie eine Chefin auf, die sich für die Schwierigkeiten im Inneren Team verantwortlich fühlt und die Führung übernimmt, sondern hält sich eher am Rand und geht auch mit Unterstützung wenig in Kontakt mit ihren Teammitgliedern. Die Stellvertreter melden zurück, dass sie die Chefin nicht als ansprechbar erleben, und es wird deutlich, dass eine innere »Antreiberin« die vakante Position der Chefin übernommen hat, was zu diversen Schwierigkeiten führt. Aber auch diese Erkenntnis führt nicht dazu, dass Ulrike in die Chefposition geht. An ihrem Arbeitsplatz, wo Ulrike Leitungsfunktionen innehat, scheint es eine ähnliche Dynamik zu geben.

Wie wäre die Vorstellung, die Leitung in ihrem Inneren Team zu übernehmen? Ulrike hat keine rechte Vorstellung davon. Als ich sie einmal als »Chefin« ihres Inneren Teams anspreche, entfährt ihr der Satz: »Ich will kein Chef sein, ich will kein Tyrann sein!« Wir gehen diesem Satz nach, und es wird deutlich, wie stark Ulrike »Chef-Sein« mit ihrem Vater in Verbindung bringt. Dieser habe als Bäckermeister einen großen Betrieb geführt und er sei ein »dominanter und autokratischer« Chef gewesen. Sein Motto sei gewesen »Was der Meister tut, ist immer gut« und er habe klare Gefolgschaft erwartet. Ulrike habe ihren Vater sehr geliebt

und verehrt und sie identifiziere sich in vielem mit ihm. Sie sei erstaunt und etwas bestürzt zu merken, wie sehr sie zugleich unter der Dominanz des Vaters gelitten habe und wie wichtig es ihr sei, an diesem Punkt ganz anders zu sein als er. Sie selbst wolle »auf Augenhöhe« und teamorientiert führen.
Es wird nun deutlich, dass Ulrike andere Metaphern und andere Bilder von Leitung braucht. Vorsichtig tastet sie sich an andere Bilder heran und erprobt, wie sie ihrem Inneren Team gegenübertreten kann, ohne sich als »Tyrann« zu fühlen. Die Rückmeldungen der Stellvertreter machen deutlich, wie sehr sich die Lage im Inneren Team entspannt, wenn Ulrike ihre Rolle als Leitung annimmt – auch wenn die Teammitglieder der neuen Leitung noch nicht recht trauen und noch nicht davon überzeugt sind, dass diese wirklich präsent und standhaft bleibt. Ulrike sagt ihren Teammitgliedern zum Abschluss, dass ihr diese Rolle tatsächlich noch neu und fremd sei, dass sie hineinwachsen müsse und sich dabei die Unterstützung ihres Teams wünscht. So fühle es sich passend an – nicht als »harter Hund«, sondern tastend und respektvoll.

Das »Stocken« im Prozess, nämlich Ulrikes Schwierigkeiten, die Rolle des Oberhaupts zu übernehmen, hat auf ein Kernthema verwiesen: auf Ulrikes Schwierigkeit, sich vom Vater und dessen Leitbildern abzugrenzen und für die Leitung ihres Inneren Teams eigene Bilder von Identität, Stärke und Führung zu finden.

Formen der Aufstellungsarbeit: Gemeinsamkeiten und Unterschiede

Die folgende Tabelle fasst die Gemeinsamkeiten und Unterschiede der dargestellten Aufstellungsformen zusammen und setzt meine Arbeitsweise zu den systemischen Aufstellungsformen in Verbindung.

	Familienaufstellung nach Hellinger	Systemisch-Phänomenologisch	Systemische Strukturaufstellung	Psychodynamische Aufstellung des Inneren Teams
Was wird aufgestellt?	**Inhalte:** Familien 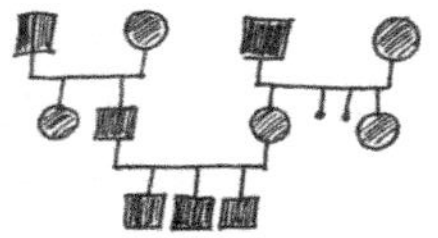	**Inhalte:** Familien 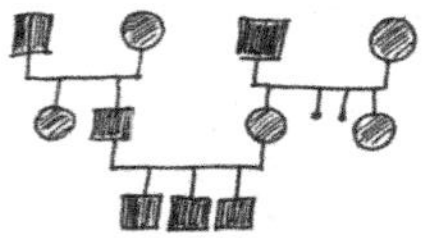	**Strukturen** (z. B. Familien, Organisationen, Symptome, innere Anteile, Drehbücher, …) 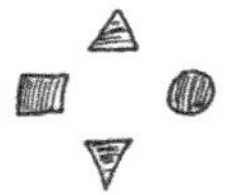	**Inhalte:** Innere Dynamik Innere Anteile 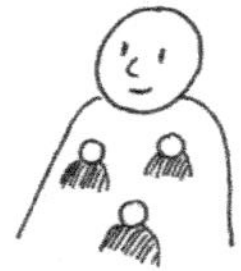
Haltung	Autorität des Wissenden, hierarchisch	Phänomenologisch, Achtsamkeit in der Wahrnehmung des Hier und Jetzt, Respekt vor der je eigenen Erfahrung	Humanistisch (Satir), wertschätzend, partnerschaftlich	Humanistisch (Schulz von Thun), wertschätzend, partnerschaftlich
Selbstverständnis	Heiler	Forscher	Forscher	Forscher
Ziel	(Wieder-)Herstellen der ›Ordnung‹	Würdigung des Erlebten, Handlungsspielräume erweitern, Ressourcenverankerung	Lösungen, Lösungsbild, das dem Klienten gemäß ist	Inszenierung des Unbewussten, vertieftes Verstehen, kleine Schritte
Verständnis von Aufstellung	**›Phänomenologisch‹** Aufstellung bildet das reale Familiensystem ab und verändert dieses unmittelbar	**Phänomenologisch** Gemeinsamer Suchprozess mit Blick auf das Ziel des Klienten, Erlebensmöglichkeiten erweitern	**Konstruktivistisch** Aufstellung verändert das innere Bild vom System	**Rekonstruktion des biografischen Sinns** Aufstellung erschließt den Sinn der inneren Dynamik

Abbildung 1: Formen von Aufstellungsarbeit

1.3.2 Aufstellungsarbeit durch die psychodynamische Brille gesehen

Aufstellungen spiegeln Grundmuster. Hellinger und seine Nachfolger gehen davon aus, dass sich in der Art, wie eine Klientin ihre Familie aufstellt, die grundlegenden Verstrickungen spiegeln und die Art sichtbar wird, wie das Familiensystem aus der Balance geraten ist. Und Varga von Kibéd beschreibt die Beobachtung, dass sich Strukturen auf anderen Ebenen spiegeln können (siehe S. 30). Der Klient findet also in verschiedenen wichtigen Systemen seines Lebens die gleiche Struktur wieder. Aus psychodynamischer Sicht lässt sich dieses Phänomen so erklären, dass sich in diesen Strukturen und Grundmustern verinnerlichte frühe Beziehungsmuster zeigen.

Die Macht früher Bindungsmuster – oder: Warum sich Strukturen ähneln

Unser Umgang mit uns selbst (insbesondere mit unseren körperlichen Bedürfnissen und kindlichen Anteilen) wurzelt ebenso wie unser Umgang mit anderen Menschen (insbesondere mit unseren Kindern, Partnern und mit Autoritäten) in den Erfahrungen, die wir mit unseren frühen Bezugspersonen, also insbesondere mit unseren Eltern, gemacht haben. Diese frühen Erfahrungen werden zum Urbild und zum Muster dessen, wie wir mit uns selbst umgehen und wie wir Beziehungen gestalten.

> Herr Grieger hatte einen überaus gewalttätigen Vater. Dieser verprügelte ihn nicht nur dann, wenn er »Widerworte gab«, sondern auch, wenn der Sohn sich aus Sicht des Vaters als »Schwächling« oder »Weichei« zeigte. Wenn Herr Grieger als Junge weinte, unsicher war oder Trost bei seiner Mutter suchte, dann verprügelte der Vater ihn, »damit er einen Grund zum Weinen« hatte. Herr Grieger hatte den Weg in die Psychotherapie erst nach Jahren schwerer Depressionen gefunden, und eine Seite in ihm (mit der Herr Grieger vollständig identifiziert ist) hadert sehr damit, den Weg zur »Psychoklempnerin« nötig zu haben. Er verachtet sich

für diese Schwäche und für jedes Gefühl von Trauer, Schmerz oder Angst, das in ihm auftaucht.

Als Herr Grieger selbst einen Sohn bekam, war es ihm sehr wichtig, ein »guter Vater« zu sein. Er wollte seinen Sohn nie schlagen, und das hat er auch durchgehalten. Es falle ihm allerdings schwer zu sehen, was für eine »Schlafmütze« sein Sohn sei. In Konflikten mit anderen Jungen könne dieser sich nicht durchsetzen und der Sohn wisse einfach nicht, was er wolle, und »trödle nur in der Gegend herum«. Herr Grieger findet, dass dieser es doch viel leichter gehabt habe als er selbst. Es falle ihm schwer zu sehen, wie wenig der Sohn daraus mache. Mit seinem Chef hat Herr Grieger ausgeprägte Schwierigkeiten. Er reagiere eben empfindlich darauf, »herumkommandiert« zu werden, und hasse es, wenn der Chef sich in seine Angelegenheiten »einmische«. Dann wehre er sich heftig, sodass es immer wieder zu lautstarken Auseinandersetzungen komme. Mit früheren Chefs sei es ähnlich gewesen.

Herr Grieger wiederholt das, was er mit seinem Vater erlebt hat. Er entwertet eigene »schwache« Anteile ebenso wie dieser und er entwertet auch seinen Sohn – wenngleich er diesen nicht wie der Vater schlägt. Und er wehrt sich gegen seinen Chef ebenso, wie er sich damals gegen seinen Vater gewehrt hat oder gerne gewehrt hätte. Er begegnet sich selbst, seinem Sohn und seinem Chef also gemäß des alten Musters.

Im Umgang mit unseren kindlichen Anteilen wiederholen wir ebenso wie in unserem Umgang mit anderen Menschen Beziehungsmuster, die für unser Leben und unsere Biografie prägend waren (Kumbier 2013, S. 32 ff., 58 ff., 91 ff.). Was wir früh erlebt haben prägt das, was wir von anderen Menschen erwarten, befürchten und erhoffen. Da wir uns entsprechend dieser Erwartungen verhalten, laden wir andere Menschen oft unbewusst und ungewollt geradezu dazu ein, diese Erwartungen zu erfüllen und damit genau das zu tun, was wir erwarten oder befürchten. Die Art, wie Herr Grieger seinem Chef begegnet, dürfte diesen in hohem Maße zu heftigen Machtkämpfen einladen. Ebenso ist die Art, wie Herr Grieger seinem Sohn begegnet, wenig geeignet, dessen Selbstbewusstsein zu stärken. Herr Grieger trägt also mit seinem Verhalten dazu bei, dass er von seinem Sohn ebenso enttäuscht ist (»Schwächling«) wie sein Vater von ihm. Auf diese Weise reinszeniert er unbewusst und ungewollt ein prägendes altes Beziehungsmuster.

Dabei bedeutet »Reinszenierung« nicht immer eine einfache Wiederholung, oft wiederholt sich das Muster auf untergründige und nahezu paradoxe Weise.

> Wenn Frau Delling etwas nicht auf Anhieb gelingt, dann herrscht sie sich innerlich an und entwertet sich selbst als »dumm wie Bohnenstroh« – ebenso wie ihr Vater sie entwertet hatte, wenn sie ihre Hausaufgaben oder Dinge, die er ihr gesagt hatte, nicht sofort verstanden oder behalten hatte. Frau Delling achtet sehr darauf, ihrer Tochter anders zu begegnen: Sie lobt das Mädchen überschwänglich, wenn diese etwas gut macht, und betont, dass sie sich mit allem Zeit lassen und auf ihr eigenes Tempo achten darf. Dennoch hat die Tochter ähnliche Schwierigkeiten wie sie selbst damals. Diese halte sich für »dumm und hässlich«, habe Angst, sich in der Schule zu melden oder mit fremden Menschen zu sprechen. Die Kinderpsychotherapeutin, bei welcher die Tochter nun in Behandlung ist, hat Frau Delling empfohlen, selbst eine Psychotherapie zu machen. Frau Delling ist bestürzt und ratlos: sie habe sich doch so bemüht, es anders zu machen!

Warum entwickelt die Tochter ähnliche Gefühle und Verhaltensweisen, obwohl Frau Delling glaubhaft schildert, dass sie das Gegenteil von dem getan hat, was sie selbst erlebt hat? Frau Dellings eigene Angst vor Entwertung sorgt dafür, dass sie die Tochter forciert und umso stärker lobt. Sie setzt das Lob gegen die Entwertungsangst und ihren eigenen Schmerz, entwertet worden zu sein. Das bedeutet: Ihre Anerkennung gilt nur in Teilen ihrer Tochter und dient ebenso dazu, die eigene Angst zu beruhigen.

Frau Delling bleibt in ihrem angestrengten Versuch, das genaue Gegenteil von dem zu tun, was sie selbst erlebt hat, an das alte Muster gebunden. Innerlich bleibt dieses in ihrer Angst aktiv, und ihre Tochter scheint (wie die meisten Kinder) stärker auf Frau Dellings untergründige Angst als auf die durchaus ehrlich gemeinte Anerkennung zu reagieren. Die Tochter merkt, dass Frau Delling die ermutigenden Botschaften (»Lass dir Zeit! Du bist etwas wert!«) innerlich nur in Teilen glaubt und dass diese mit sich selbst ganz anders umgeht. Karl Valentin bringt dies wunderbar auf den Punkt: »Erziehung ist zwecklos, die Kinder machen uns sowieso alles nach!« (ein Zitat, das ich meiner Kollegin Kathrin Zach verdanke).

In ähnlich paradoxer Weise bleibt auch Herr Leverenz an das alte Beziehungsmuster gebunden:

> Auch Herr Leverenz ist mit heftiger Gewalt aufgewachsen. Diese habe seine Familie über mehrere Generationen hinweg geprägt und sich in den Familien seiner Geschwister fortgesetzt. Herr Leverenz war offenbar der Erste, der die Gewalt nicht an seine Kinder weitergegeben hat. Das sei ihm auch sehr wichtig gewesen und er sehe mit Freude und ein wenig Stolz, dass seine Kinder Eltern und Lehrern gegenüber selbstbewusst auftreten. Zugleich würden diese bei Schwierigkeiten seinen Rat suchen – was er bei seinen Eltern nie getan hätte.
>
> Im Kontakt wirkt Herr Leverenz sehr freundlich, fast eine Spur unterwürfig. Auffällig ist, dass er in sehr hohem Maße mit Selbstzweifeln zu tun hat. Auch gegenüber Kollegen, denen er fachlich eindeutig überlegen ist, ordnet er sich unter und zweifelt an seiner Einschätzung. In diesen Situationen setzt häufig starke Verwirrung ein. Herr Leverenz ist in den letzten Monaten an seinem Arbeitsplatz immer mehr unter Druck geraten. Zwei neue Kollegen würden »die ganze Abteilung aufmischen«, alles Bisherige infrage stellen und alles entwerten, was Herr Leverenz sage. Aber womöglich gehöre er auch inzwischen zum alten Eisen. Vielleicht sollte er sich mehr darum bemühen, auf die Kollegen zuzugehen und deren Qualitäten zu würdigen. Herr Leverenz fühlt sich zunehmend niedergeschlagen, energielos und erschöpft.

Außerdem habe er quälende Kopfschmerzen. Kürzlich habe er im Freundeskreis einen aggressiven Ausbruch gehabt – was ihn fürchterlich erschreckt habe.

In der Therapie wird deutlich, wie wütend Herr Leverenz auf die beiden Kollegen ist. Allerdings steht vor dem wütenden »Berserker« ein »Wutwächter«, der die Wut so gründlich wegsperrt, dass Herr Leverenz seine Wut nur mit sehr viel Unterstützung merken und benennen kann. Denn der Wutwächter fürchtet, dass Herr Leverenz genauso destruktiv würde wie die Eltern, wenn er dieser Wut Raum geben würde. Außerdem fürchtet ein kindlicher ängstlicher Anteil in Herrn Leverenz, dass er von den anderen überrannt und vernichtet würde, wenn er sich auf eine Auseinandersetzung einließe. Diese Angst war in seiner Kindheit sehr realistisch, weil die Eltern auf jede Äußerung von Wut oder Abgrenzung mit heftiger Gewalt reagierten. Mit Blick auf sein Inneres Team erarbeiten wir, dass der Berserker immer wütender wird, wenn Herr Leverenz sich nicht abgrenzt oder sich nicht wehrt. Je wütender dieser wird, desto größer die Angst des kindlichen Anteils – und umso heftiger die Vorwürfe, die der Wutwächter Herrn Leverenz macht. Ihm wird bewusst, dass seine Verwirrung in Konfliktsituationen ebenso wie seine chronischen Kopfschmerzen aus diesem Teufelskreis resultieren.

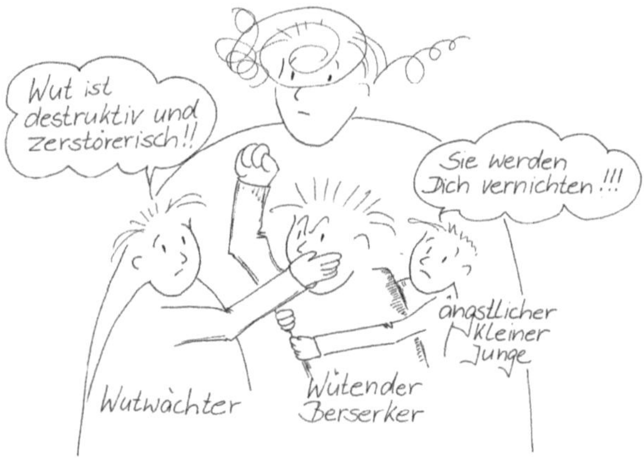
Wut ist destruktiv und zerstörerisch!!
Sie werden Dich vernichten!!!
ängstlicher Kleiner Junge
Wutwächter
Wütender Berserker

Abbildung 2: Wut nach innen

Herr Leverenz hat es geschafft, das alte Muster von Gewalt nicht zu wiederholen und seinen Kindern anders zu begegnen. Das verdient hohen Respekt! Gleichwohl bleibt auch er an das Muster gebunden. Ebenso wie Herr Grieger findet auch Herr Leverenz für seine Wut keinen angemessenen Platz. Herr Grieger reagiert über und wird damit seinem Vater ähnlich. Herr Leverenz reagiert unter und schafft es daher nicht, sich angemessen Raum zu nehmen und sich zu verteidigen, wenn es nötig ist. Stattdessen richtet er seine Wut gegen sich selbst. Bei beiden Männern entsteht im Kontakt mit anderen eine Dynamik, in der es einen Täter und ein Opfer gibt und man sich für eines von beidem entscheiden muss. Angemessener Selbstschutz und konstruktive Auseinandersetzung fallen beiden schwer.

Die alten Beziehungsmuster stellen Reaktionsbereitschaften dar und sind kein zwangsläufiges Schicksal. Frau Delling und Herr Leverenz wiederholen nicht, was sie erlebt haben, und Herr Leverenz hat es offenbar geschafft, das alte Muster nicht an seine Kinder weiterzugeben. Gleichwohl bleibt dieses bei beiden untergründig aktiv. Gerade in Belastungssituationen tauchen die alten Muster häufig wieder auf – wenn alte Verletzungen berührt werden, wenn wir krank sind oder Verluste erleiden, Angst haben oder erschöpft sind. Und das ist auch kein Wunder: denn die alten Muster waren unsere Bewältigungs- und Überlebensstrategien in frühen Situationen des Ausgeliefertseins. Es sind Notmaßnahmen. Der aggressive Wächter hat Herrn Grieger davor geschützt, in Angst und Verletzung unterzugehen, der Wutwächter hat Herrn Leverenz vor der Strafe seiner Eltern geschützt und ihn davor bewahrt, sich so destruktiv zu verhalten wie diese.

Außerdem binden uns diese Muster an unsere Familie und unsere Eltern, und nicht selten halten Menschen aus Loyalität den Eltern gegenüber an alten Mustern fest.

Frau Travemann findet, dass sie ein gutes Leben habe. Sie führe eine liebevolle und respektvolle Partnerschaft, auch zu den erwachsenen Kindern bestehe eine gute Beziehung. Sie habe genug Geld, einen stabilen Freundeskreis und einen sicheren und interessanten Job. Gleichwohl lebe sie mit dem quälenden Gefühl von Sinnlosigkeit und der Angst, dass all das jederzeit weg sein könne. Daher könne sie nicht genießen, was sie habe. Schrittweise wird deutlich, wie sehr dies dem Lebensgefühl ihrer Eltern ähnelt, deren Leben durch Krieg und Vertreibung geprägt war und die tatsächlich von heute auf morgen alles verloren hatten. Frau Travemann erlebt es wie ein Verbot, sich von diesem Lebensgefühl zu lösen: Das empfände sie wie einen »Verrat« an den Eltern. Wenn sie ihr Leben einfach genießen würde, dann würde das doch im Grunde zeigen, dass all die Werte, die ihre Eltern gelebt und vermittelt hätten, nicht stimmen. Das Leid der Eltern wäre dann umsonst gewesen.

Gerade in sehr verstrickten Beziehungen, in denen es wenig Nähe, wenig echtes Interesse aneinander und wenig konstruktiven Umgang gab, werden Eltern oft in der einzigen Weise festgehalten, in denen es eine Beziehung zu ihnen gab: nämlich über Kampf und Abwertung oder im gemeinsamen Leiden. Ein Abschied von diesen Mustern ist dann unbewusst mit der Angst verbunden, auch noch den letzten Beziehungsfaden zu kappen und die Eltern innerlich zu verlieren.

Spannenderweise landen wir hier vom Inneren Team aus gesehen bei den von Hellinger und Drexler beschriebenen generationsübergreifenden Verstrickungen durch Bindungsliebe und Loyalität. Diese spiegeln sich in den Strukturen des Inneren Teams, denn die frühen Bindungsmuster sind in der Dynamik des Inneren Teams gespeichert. Und so lassen sich viele Aufstellungsbeispiele in diesem Buch geradezu als Beispiele für die von den Familientherapeuten beschriebenen generationsübergreifenden Verstrickungen lesen: Menschen übernehmen Lasten von ihren Eltern und wiederholen deren Schicksal in einer unbewussten Bindung (*Die Last der Mutter*, S. 136, *Der Schatten des Vaters*, S. 162), sie verhindern den eigenen Erfolg aus Loyalität (*Verhinderte Künstler*, S. 129) oder bleiben im Versuch, anders zu werden als die Eltern, ex negativo an diese gebunden (*Kein Tyrann*, S. 39).

Sich von den alten Mustern zu lösen würde bedeuten, die alten Verletzungen zu integrieren, konstruktive Bilder von Abgrenzung, Schutz und Wut zu entwickeln und andere Wege zu finden, die Beziehung zu den Eltern innerlich zu halten. Im Bild des Inneren Teams bedeutet das: Die verletzten inneren Anteile und die Wächter müssen in ihrer Geschichte verstanden und gewürdigt werden. Und sie müssen erfahren, dass die Realität heute eine andere ist, dass der Klient oder die Klientin sich heute auf andere Weise schützen kann als damals. Der aggressive Wächter von Herrn Delling und der Wutwächter von Herrn Leverenz stehen ebenso wie die verletzten Anteile der Klienten noch im Bann der Angst, dass sich die Geschichte wiederholen könnte, wenn sie nicht aufpassen. Und Frau Travemann vermeidet den Schmerz und die Trauer über das Leid der Eltern und ihren eigenen Schmerz, ihre Trauer und ihre Wut darüber, dass sie viele Dinge mit ihren Eltern nicht leben konnte. Indem all dies integriert wird, können sich die alten Muster auflösen.

Genau dies ist das Ziel in der Aufstellungsarbeit – und zwar, wenn ich recht sehe, das Ziel *jeder* Form der Aufstellungsarbeit. Hellingers Form sind Versöhnungsrituale. Drexler sucht nach Sätzen, die zwischen der Vergangenheit und der Gegenwart vermitteln können. Die konstruktivistisch arbeitenden systemischen Kollegen bieten neue Perspektiven und das Spiel mit Veränderungsimpulsen an. Und ich versuche, die Muster zu verstehen und durch Würdigung des biografischen Sinns von innen her aufzulösen. Hellingers Bild wäre, dass die Klienten sich einordnen in das größere Gesamt, vom Konstruktivismus her würde es darum gehen, leidvolle Bilder loszulassen und durch weniger leidvolle zu ersetzen. Und mein Bild wäre die Integration abgewehrter oder abgespaltener Anteile. Ziel aller Formen ist es, frei zu werden für das heutige Leben mit seinen Herausforderungen, Lebens- und Liebesmöglichkeiten. All dies scheint Wirkung zu zeigen: Es führen verschiedene Wege nach Rom (und manch einer will auch gar nicht nach Rom, sondern nach Florenz, Tokio oder Nairobi).

»Repräsentierende Wahrnehmung« aus psychodynamischer Sicht

Eine weitere Gemeinsamkeit der verschiedenen Aufstellungsformen besteht darin, dass alle Formen mit der »repräsentierenden Wahrnehmung« der Stellvertreter arbeiten. In der Präzision und Tiefe, mit der sich die Dynamik des aufgestellten Systems im Aufstellungsfeld spiegelt, und in der Deutlichkeit, mit welcher die Stellvertreter Dinge zum Ausdruck bringen, die ihnen niemand gesagt hat, die manchmal nicht einmal der Aufstellende selbst weiß, liegt die »Magie« von Aufstellungsarbeit. In dieser Magie dürfte ein Teil der Skepsis begründet sein, welche der Aufstellungsarbeit lange und bis heute aus wissenschaftlichen Kreisen entgegenschlägt. Schlötter konnte zeigen, dass verschiedene Menschen an den gleichen Stellen im Aufstellungsfeld Ähnliches spüren und damit einen Beitrag zur Objektivierung dieses Phänomens leisten (Schlötter 2005). Erklärbar sind die Phänomene damit jedoch noch nicht – darin sind sich die Vertreter der unterschiedlichen Aufstellungsschulen einig (Varga von Kibéd 2008b, S. 27, Orban 2008, S. 7, Drexler 2015, S. 114).

Womöglich sollte man sich als Psychodynamiker über das Phänomen der »repräsentierenden Wahrnehmung« gar nicht so sehr wundern. Wenn wir von »Gegenübertragung« (Heimann 1950) und »Projektiver Identifizierung« (Ogden 1988) sprechen, dann beschreiben wir mit großer Selbstverständlichkeit Prozesse, in denen der Patient im Therapeuten intensive emotionale Spiegelungen auslöst. Die unbewussten Gefühle und Fantasien des Klienten finden ein emotionales Echo im Therapeuten, in den Mitgliedern seiner Therapiegruppe, in beliebigen anderen Menschen. Auch hier ist faszinierend, wie präzise und wie intensiv sich die Themen und Gefühle eines Menschen in anderen abbilden können. Der Therapeut kann in der achtsamen Beobachtung seiner eigenen Fantasien und Gefühle den unbewussten Themen seiner Patienten begegnen, und wir kennen das Phänomen, dass Menschen Dinge von ihren Eltern träumen oder wissen, die ihnen offensichtlich niemals erzählt worden sind.

Heute werden diese Prozesse mit der Theorie der Spiegelneurone erklärt (Bauer 2006). Neurowissenschaftler können experimentell nachweisen, dass bestimmte Nervenzellen in gleicher Weise auf eigene und fremde Handlungen oder Gefühle reagieren. Die Nervenzelle reagiert identisch, wenn ein Mensch selbst die Hand ausstreckt oder Tennis spielt und wenn er lediglich beobachtet, wie ein anderer Mensch das Gleiche tut. Ebenso ist die Reaktion die gleiche, egal, ob der Mensch selbst traurig, wütend oder ängstlich ist oder ob er einen anderen Menschen sieht, der traurig, wütend oder ängstlich ist. Diese Nervenzellen, die »Spiegelneurone« genannt werden, betrachtet die Neuropsychologie als Grundlage von Empathie und der Möglichkeit, sich auf andere Menschen einzustellen. Der Mensch fühlt in sich selber, was im Gegenüber vorgeht. Joachim Bauer spricht von einer Art »Flugsimulator«: »Alles ist wie beim Fliegen, sogar das Schwindelgefühl beim Sturzflug stellt sich ein, nur, man fliegt eben nicht wirklich« (2006, S. 26). Wesentlich ist, dass die Spiegelneurone nicht nur das konkret Beobachtbare spiegeln, sondern dass sie beobachtete Teilsequenzen »zu einer wahrscheinlich zu erwartenden Gesamtsequenz ergänzen« (Bauer 2006, S. 31). Dadurch können Menschen aus kleinen Informationssplittern intuitiv komplexe Hypothesen über Verhaltensabläufe und innere Prozesse entwickeln. In dieser Linie versteht Bauer die Phänomene der Gegenübertragung und der Projektiven Identifizierung ebenso wie das Aufstellungsfeld als Spiegelphänomene (Bauer 2006, S. 129, 135, 142; ähnlich Gunter Schmidt in Weber, Schmidt & Simon 2013, S. 111).

Allerdings ist die therapeutische Nutzung dieser Phänomene sehr viel älter als diese wissenschaftlichen Erklärungsversuche. Sigmund Freud, Paula Heimann und Bert Hellinger haben diese Phänomene beschrieben und therapeutisch nutzbar gemacht, als moderne wissenschaftliche Erklärungsversuche noch in weiter Ferne lagen. Generationen von Therapeuten haben gelernt, diese Phänomene wahrzunehmen und damit zu arbeiten – und sich mit der Erklärung zufriedenzugeben, dass wir unterschwellig etwas vom Patienten wahrnehmen, das wir nicht bewusst benennen können. Mit den Spiegelneuronen scheint nun ein somatisches Korrelat für die Erfahrungen gefunden zu sein, die wir seit Langem machen und nutzen.

Das Aufstellungsfeld spiegelt also offenbar ähnliche innerpsychische Prozesse wie die Gegenübertragung des Therapeuten. Das entspricht meiner Erfahrung. Ich begleite meine Klienten durch das Feld der Aufstellungsbühne, und zwar in einem sehr wörtlichen Sinn: Ich gehe neben ihnen her (siehe S. 158). Meine Gedanken, Fantasien und körperlichen Wahrnehmungen sind dabei Gegenübertragungsphänomenen in der Einzeltherapie sehr ähnlich. Allerdings ändern sich Art und Intensität der Gefühle und Impulse deutlich, wenn ich mich gemeinsam mit dem Klienten in diesem Feld bewege. Diese räumliche Komponente kennen und nutzen wir in der psychodynamischen Therapie nicht. Gleichwohl scheinen Gegenübertragung, Projektive Identifizierung und das Erleben der Stellvertreter im Aufstellungsfeld eng verwandte Prozesse zu sein – was mir eine psychodynamische Nutzung der Aufstellungsbühne sehr nahezulegen scheint. Ich schlage also vor, davon auszugehen, dass man die Prozesse von Übertragung und Gegenübertragung in verschiedenem Rahmen bearbeiten und ihnen verschiedene Bühnen bieten kann. Ich habe diesen Gedanken der Arbeit mit mehrfachen Bühnen andernorts beschrieben und dabei ein Konzept von Psychodynamischer Therapie vorgestellt, das unter Nutzung der theoretischen Grundlagen der Psychoanalyse integrativ arbeitet (Kumbier 2013, S. 81 ff.).

Besonderheiten der Aufstellungsbühne

Was sind die Besonderheiten der Aufstellungsbühne gegenüber den Bühnen der Einzeltherapie? Es gibt eine Reihe von Techniken, mit denen man auch in der Einzeltherapie eine Dynamik räumlich inszenieren kann: mit den Figuren des Familienbretts, mit Symbolen, Knöpfen oder Zetteln. Man kann auch Stühle aufstellen und den Klienten zwischen einzelnen Positionen, zwischen einzelnen inneren Anteilen hin- und herwechseln lassen. Diese Methoden können sehr ertragreich sein. Aber diese Arten der räumlichen Darstellung eines Themas in der Einzeltherapie sind etwas grundlegend anderes als die Arbeit mit einem lebendigen, atmenden Feld aus Menschen. Die Potenz einer Aufstellung in einer Gruppe geht weit darüber hinaus (siehe dazu auch S. 181).

Was macht diese Potenz aus? Ich halte fünf Faktoren für bedeutsam.

Sinnlichkeit

Das Feld ist aus Körpern gebildet und mit allen Sinnen körperlich zu spüren (Drexler 2015, S. 67). Man kann die Menschen in diesem Feld sehen, hören, riechen und anfassen. Sie atmen und reagieren unwillkürlich auf alles, was im Feld passiert. Man spürt ihre Gefühle, sie sprechen diese aus und drücken dabei durch Mimik, Gestik und Körperausdruck noch weit mehr aus als das, was in ihren Worten liegt.

Simultanität

Auf der Aufstellungsbühne passiert alles gleichzeitig. Im Feld wird durch die Reaktionen und Rückmeldungen der Stellvertreter jeder einzelne Aspekt von Bewegungen und Veränderungen wahrnehmbar, spürbar und erlebbar. Wenn sich der Klient einem bislang weggesperrten Teammitglied nähert, dann spürt er in sich selbst, was diese Annäherung auslöst, und kann vom Stellvertreter dieses Teammitglieds eine Rückmeldung bekommen. Zugleich kann er von jedem einzelnen mitaufgestellten Teammitglied hören, was dieser Annäherungsschritt in diesem auslöst. Wenn an der Kontaktlinie Stellvertreter für bedeutsame Beziehungspartner aufgestellt werden (siehe S. 132), dann kann er auch deren Rückmeldung hören. In der Einzeltherapie muss man sich auf einzelne Aspekte konzentrieren und kann die Dinge daher nur nacheinander abarbeiten. Dabei geht zwangsläufig vieles verloren. Im Feld dagegen geschieht alles gleichzeitig, und die Stellvertreter bewahren ihre Rückmeldungen gewissermaßen für den Klienten auf und können Auskunft geben, wenn sie gefragt werden.

»Containing« von vielen

Der britische Psychoanalytiker Wilfred Bion hat den Begriff vom »Containing« geprägt (Bion 1961/1992). Es bezeichnet die Fähigkeit des Psychotherapeuten, Gefühle wahrzunehmen und diese in sich zu halten. Der Therapeut übernimmt innerlich die Gefühle des Patienten, die dieser selber noch nicht spüren kann, weil sie ihn ängstigen oder beschämen, weil er glaubt, diese nicht ertragen zu können. Zu einem passenden Zeitpunkt verleiht der Therapeut diesen Gefühlen in einer Weise Ausdruck, die für den Klienten annehmbar ist. Damit unterstützt er den Klienten darin, unerträgliche Gefühle auszuhalten und zu verarbeiten, sie zu verdauen. Bion hält dies für einen wesentlichen Wirkmechanismus von Psychotherapie. In einer Aufstellung verteilt sich diese Fähigkeit zum Containen, zum Aushalten und Verdauen von Gefühlen, auf eine ganze Gruppe. Diese Kraft ist unmittelbar spürbar, und sie unterstützt sowohl den Klienten als auch den Therapeuten. Der Therapeut muss nicht alles in sich selber halten, er kann Gefühle an die Gruppe abgeben, und diese trägt mit. Dadurch kann im Aufstellungsfeld sehr viel mehr auf einmal ausgehalten und ›verdaut‹ werden als in der Einzeltherapie.

Solidarität

Der nächste Punkt hängt eng damit zusammen. Eine Aufstellung in einer Gruppe ermöglicht einem Klienten die Erfahrung, dass eine Gruppe von Menschen sich auf sein Thema einlässt und oft sehr schwer erträgliche Gefühle mitträgt, Drexler spricht von einer »korrigierenden emotionalen Erfahrung im Kreis der Gruppe« (Drexler 2015, S. 40). Es ist immer wieder eine bewegende Erfahrung, wie sehr Aufstellungsgruppen darin aufgehen, wie konzentriert die Arbeit ist und wie viel Solidarität darin entsteht. Auch in der anschließenden Auswertung bringen diejenigen, die Stellvertreter waren oder die von außen zugeschaut haben, in aller Regel Empathie und Verständnis zum Ausdruck. Implizit oder explizit wird oft deutlich, dass andere ähnliche Erfahrungen oder verwandte Gefühle kennen und teilen. In dieser Solidarität liegt eine enorme Kraft, nicht umsonst werden Gruppenkohäsion und die Erfahrung der Universalität des Leidens zu den wesentlichen Wirkfaktoren der Gruppenpsychotherapie gerechnet (Yalom 1995/2015, S. 28, 80).

Übergangsritual vor Zeugen

Gunthard Weber und Fritz Simon benennen einen weiteren Punkt. In einer »Atmosphäre von emotionaler Dichte, besonderer Bedeutsamkeit und hervorgehobener Einmaligkeit« gewinnen Aufstellungen den Charakter eines »Übergangsrituals vor Zeugen« und entwickeln damit Anklänge an »schamanistische Heilungsformen« (Weber, Schmidt & Simon 2013, S. 145, 65, ähnlich Drexler 2015, S. 78). Rituale markieren den Abschied von einem alten Zustand und den Übergang in einen neuen. Indem sie für diesen Übergang einen öffentlichen Rahmen schaffen, bieten sie damit einerseits Unterstützung und mildern die Angst, die mit einem solchen Schritt unweigerlich auch verbunden ist. Zugleich schafft diese Öffentlichkeit auch Verbindlichkeit. In unserer individualisierten Gesellschaft sind solche Rituale selten geworden, sie passen wohl nicht recht zu unserem Anspruch auf Rationalität und Selbstbestimmtheit. Sofern sich das Ritual mit Wertschätzung und Respekt vor dem eigenen Weg des Klienten verbindet, scheint mir gleichwohl auch dieser Aspekt von Aufstellungsarbeit hilfreich zu sein.

1.3.3 Setting und Voraussetzungen

Ausschreibung, Teilnehmerzahl, Raum

Meine Aufstellungsarbeit findet fast ausschließlich in eigens dafür ausgeschriebenen Workshops statt. Ich weise in den Ausschreibungen darauf hin, dass Aufstellungen keine Psychotherapie ersetzen, aber regelmäßig eine psychotherapeutische Tiefe erreichen, und dass sie auch bei Stellvertretern und Zuschauern intensive Gefühle auslösen können. Daher setze die Teilnahme normale psychische Belastbarkeit voraus – ein Hinweis, den ich mir auf dem Anmeldebogen auch noch einmal unterschreiben lasse. Interessenten, die sich in einer akuten Krise befinden, rate ich von der Teilnahme zum derzeitigen Zeitpunkt ab und begründe dies damit, dass sie im Workshop intensiv an womöglich schwierigen Themen anderer Teilnehmer Anteil nehmen würden und dass ich das in einer Krise nicht für ratsam halte.

Ich arbeite mit maximal 16, oft auch nur mit 12 Teilnehmern, sodass ein geschützter und vertrauter Rahmen entstehen kann. Im Unterschied zu vielen Kollegen kläre ich nicht bereits bei der Anmeldung, wer aufstellt und wer als Beobachter dabei ist. Der Grund dafür ist einerseits historisch: Meine Arbeitsweise hat sich aus Fortbildungen herausentwickelt, in denen ich mit einzelnen Teilnehmern gearbeitet habe, ich komme also aus einer anderen Tradition. Zugleich bewährt sich diese Tradition für mich, denn häufig klärt sich erst im Workshop, wer aufstellen will (weil er sich spontan nun doch traut oder weil eine andere Aufstellung etwas in ihm angestoßen hat) oder doch nicht aufstellen will (weil sie akut erschöpft ist, durch die anderen Aufstellungen schon so profitiert hat, dass sie ›satt‹ ist, oder gerade die neue Erfahrung macht, wie es ist, »einfach nur dabei zu sein«). Ich kläre daher im Seminar, wer aufstellt.

Ein Raum, der groß genug ist, dass alle Teilnehmer bequem und mit komfortablem Abstand voneinander sitzen können, ist auch groß genug für Aufstellungen. Denn wenn die Aufstellung startet, bitte ich alle Teilnehmer außer der aufstellenden Klientin, mit ihren Stühlen nach hinten zu rutschen, sodass in der vorderen Hälfte des Raumes ein Bühnenraum entsteht. Es macht nichts, wenn kurzfristig alle etwas beengt sitzen, denn viele Teilnehmer werden ohnehin auf der Bühne dabei sein und für die restlichen ist dann genug Platz.

Ablauf

Die Workshops finden meist von Freitagmittag bis Sonntagmittag, manchmal von Donnerstagmorgen bis Sonntagmittag statt. Ich lasse die Teilnehmer vorher wissen, dass sie gerne etwas früher kommen können und sich im Seminarraum mit bereitgestelltem Tee oder Kaffee versorgen können.

Die Art meiner Seminarstruktur folgt im Wesentlichen der Art, wie wir am Schulz-von-Thun-Institut Seminare gestalten. Nach der Begrüßung beginne ich mit einer ausführlichen Anfangsrunde, an der ich mich beteilige. Ich erzähle dann durchaus persönlich etwas zu meinem beruflichen Werdegang und dazu, wie ich zur Aufstellungsarbeit gekommen bin. Dann lade ich die Teilnehmer anhand einiger am Flipchart vorbereiteter Fragen zu einer Vorstellungsrunde ein. Solche Fragen können beispielsweise sein:

- Was haben Sie mit dem Inneren Team und mit Aufstellungsarbeit am Hut?
- Was sind Ihre Wünsche für den Workshop?
- Was möchten Sie zu Ihrem beruflichen und privaten Hintergrund erzählen?
- Kennen Sie schon jemanden im Seminar, oder ist es eine ganz neue Gruppe für Sie?

Diese Vorstellungsrunde dauert in der Regel ungefähr eine Stunde, und danach ist die Gruppe schon etwas warm geworden.

Anschließend gebe ich einen Überblick über die zeitliche Struktur und erzähle, wie ich mir das Seminar vorgestellt habe. Danach gebe ich einen kurzen inhaltlichen Einstieg (ca. 15 Min.), in dem ich den Teilnehmern meine Arbeitsweise vorstelle. Ich benenne, dass es hier zunächst nicht um Lösungen geht, sondern um eine Erkundung des Knotens, und erläutere, was das für die Stellvertreter heißt: Sie sollen miteinander in Kontakt gehen und nicht ihren Bewegungsimpulsen folgen, sondern an dem Platz stehen bleiben, wo der Klient sie hingestellt hat. Sie sollen ausdrücken, wie es ihnen dort ergeht, was sie fühlen und wollen, und auf die anderen so reagieren, wie es sich für sie passend anfühlt. Und ich erkläre den Kompass (siehe S. 92) und bereite die Teilnehmer darauf vor, dass ich immer wieder die Resonanzen der Stellvertreter erfragen werde – und dass der Klient immer das Heft in der Hand behält: er bestimmt, wo es langgeht.

Von diesem Zeitpunkt an strukturiert sich der Workshop durch die Aufstellungen. Ich verschaffe mir einen ersten Überblick, wer aufstellen möchte, und sage dazu, dass sich dies noch ändern darf. Aber in der Regel gibt es hier einen ersten Hinweis darauf, ob alle Interessenten drankommen können oder ob wir eine Auswahl treffen müssen. Da eine Aufstellung mit Erhebung und Auswertung 90–120 Minuten dauert, können an einem Wochenende 5–6 Teilnehmer aufstellen. Anschließend frage ich, wer beginnen möchte – mit der Sicherheit, dranzukommen, und mit dem Risiko, der oder die Erste und damit der Eisbrecher für alle zu sein.

Spätestens am Morgen des letzten Aufstellungstages sage ich, wie viele Arbeiten wir noch schaffen, und schaue dann, wer noch aufstellen möchte. Erstaunlich oft geht es auf, sodass jeder, der möchte, aufstellen kann. Wenn nicht für alle Interessenten Raum ist, klärt die Gruppe oft konstruktiv, wer drankommen sollte, und einigt sich dabei implizit oder explizit, welche Regeln dafür gelten sollten (»Ich habe schon beim letzten Workshop aufgestellt – ich habe einen anderen Ort, wo ich mit meinem Thema landen kann – für dich ist es etwas ganz Besonderes, dass du dich hier trauen würdest – du hast schon von Anfang an gesagt, dass du drankommen willst – bis jetzt haben nur Frauen aufgestellt und du wärest der erste Mann – du bist aktuell in Not – und darum lasse ich dir den Vortritt«). Ich achte darauf, dass niemand überfahren wird, und frage gegebenenfalls nach: »Wenn Sie in drei Tagen auf Ihren Verzicht zurückschauen, was für Gefühle werden Sie dann haben?« Oder: »Ist das ein altes Muster, wenn Sie jetzt zurücktreten, oder eine freie Entscheidung?« Wenn es keine leichte Einigung gibt, dann wird gelost – was oft eine für alle entlastende Lösung ist.

Jeder neue Seminartag beginnt mit einer Morgenrunde, die dazu dient zu schauen, wo jeder Teilnehmer für sich und die Gruppe miteinander gelandet ist.

> *Therapeutin:* »Bevor wir inhaltlich weitermachen, lassen Sie uns schauen, wo wir miteinander gelandet sind. Jeder von Ihnen erlebt etwas anderes, bei jedem fällt das, was wir tun, auf einen anderen Boden. Wie klingt der Tag gestern nach – mit den Anliegen (dem eigenen oder fremden), mit dieser Arbeitsweise, dieser Gruppe? Können wir so weitermachen oder haben wir Anlass, etwas zu ändern? Was möchten Sie erzählen von dem, was Sie bewegt? Morgenrunden sind dann ergiebig, wenn Sie sich erlauben, wirklich bei sich zu sein. Wenn also alle glücklich und zufrieden sind und Sie sind es nicht – dann erlauben Sie sich, das zu sagen. Und umgekehrt: Wenn alle hadern und kritteln und Sie sind hochzufrieden – erlauben Sie sich, auch das zu sagen.«

Die Runde geht in freier Reihenfolge einmal durch die Gruppe, ich bitte jeden, mindestens einen kurzen Satz zu sagen. Manchmal ergeben sich anschließend noch Gespräche über inhaltliche Themen (z.B. darüber, wie Geschichten der Eltern im eigenen Leben weiterwirken) oder methodische Fragen, denen ich gerne Raum gebe. Danach geht es weiter.

Am letzten Vormittag eines Seminars stelle ich nicht mehr auf, weil es mir wichtig ist, alle Teilnehmer (besonders diejenigen, die aufgestellt haben) am letzten Tag noch einmal zu sehen, um Ernte teilen zu können, um eventuelle schwierige Nachklänge auffangen zu können und sicherzugehen, dass alle gut nach Hause fahren. Nach der Morgenrunde klären wir Fragen, und es kann noch ein Teilnehmer mit einer ausführlichen Erhebung am Blatt (Kumbier 2013, S.106 ff.) drankommen. Da in den Workshops häufig Therapeuten und Berater sitzen, die auch ein methodisches Interesse haben, baue ich diese Einheit häufig zu einer Demonstration der Erhebung am Blatt aus, erläutere also genauer, wie ich arbeite. Damit hole ich alle auf eine kognitivere Ebene, bereite den Abschied aus dem geschützten Rahmen des Workshops vor und bahne den Weg für einen Alltagstransfer. Der Workshop schließt mit einer Abschlussrunde.

Voraussetzungen aufseiten des Aufstellungsleiters

Aufstellungsarbeit ist eine hoch potente therapeutische Methode, die sehr schnell in die Tiefe, zu den Gefühlen und zum Kern führt. Daher setzt sie beim Aufstellungsleiter fachlich und persönlich einiges voraus (siehe auch Drexler 2015, S.110 ff.).

Dieser braucht aus meiner Sicht

- Erfahrung in der Arbeit mit dem Inneren Team,
- eine therapeutische oder beraterische Grundausbildung, um den Prozess des Klienten auf der Bühne einschätzen, steuern und halten zu können,
- fundierte Erfahrung in der Leitung von Gruppen, um ein trag-

fähiges Beziehungsnetz in der Gruppe schaffen und den Gruppenprozess leiten zu können,
- Erfahrung in der Arbeit mit erlebnisaktivierenden Methoden oder eine Ausbildung in Aufstellungsarbeit
- Selbsterfahrung in solchen Methoden, um zu wissen, wie groß kleine Schritte sein können,
- Selbsterfahrung mit Blick auf eigene Themen, um sowohl mit den Gefühlen des Klienten als auch mit eigenen Gegenübertragungsreaktionen (beide können intensiv sein!) umgehen zu können,
- Widerstandskraft gegenüber der narzisstischen Verführung der Aufstellungsbühne, also gegenüber der Versuchung, als Leiter zu glänzen, zu wissen und zu ›zaubern‹.

Vor allem sollte der Therapeut seine Grenzen kennen und respektieren, also nie weiter gehen, als er sich wirklich sicher fühlt. Oft ist es ein guter Einstieg in die Arbeit mit neuen Methoden, diese erst einmal im sicheren Rahmen einer Peergroup oder Intervisionsgruppe auszuprobieren.

KAPITEL 2

Die Erhebung des Inneren Teams

Um ein Inneres Team aufstellen zu können, müssen wir die Mitglieder dieses Inneren Teams erst einmal finden. Am Anfang einer Aufstellung steht daher die Erhebung des Inneren Teams. Therapeutin und Klientin erkunden gemeinsam, welche inneren Anteile sich in der Klientin zu ihrem Anliegen zu Wort melden, und malen diese auf. Diese Arbeitsweise hat Friedemann Schulz von Thun an der Universität Hamburg entwickelt und erprobt (Schulz von Thun 1998, Benien 2002, Kumbier 2013, S. 106–145).

2.1 Ein Beispiel

Gebremste Lebenslust

Heike Augustin meldet sich mit einem leichten Zögern zur letzten Aufstellungsmöglichkeit im Workshop. Eigentlich gehe es nur um eine Kleinigkeit. Und zwar überlege sie, ob sie sich zu einer Coaching-Ausbildung anmelden solle. Sie habe Lust dazu und sei zugleich ganz unsicher.

Wir erheben ihr Inneres Team zu dieser Fragestellung. Als Erstes meldet sich ein innerer Anteil, den Heike »Partnerin« nennt. Diese »Partnerin« ist sehr skeptisch: Heike solle das lieber nicht machen. Ihr Mann und sie hätten gerade eine schwere Zeit hinter sich gebracht und es stünde jetzt an, dass beide Zeit für sich haben. Eine Ausbildung koste Zeit, Geld und bedeute eine Menge Organisationsaufwand, und das würde eine erneute Belastung für die Partnerschaft bedeuten. Die »Mutter«, die sich als Nächs-

tes meldet, stößt in das gleiche Horn: Die beiden Kinder seien noch klein und bräuchten Heike zu Hause.
Als Nächstes meldet sich eine »Lebensfrohe«, die Lust hat, Neues zu lernen und auszuprobieren, die in ihrer Arbeit kreativ sein und mehr »spielen« möchte. Bereits während wir die Botschaft der Lebensfrohen herausarbeiten, meldet sich eine weitere Stimme mit energischem Widerspruch: Es gehe bei Arbeit und Ausbildung nicht um »spielen«, sondern darum, Geld zu verdienen! Heike habe vor einem Jahr erst eine andere Ausbildung abgeschlossen und die solle sich erst einmal rentieren. Außerdem habe die Familie vor wenigen Jahren ein Haus gebaut, und Heike solle lieber Geld verdienen, das der Familie zugutekomme. Heike nennt diesen Anteil »Finanzministerin«. Ein anderer Teil (der den Namen »Profi« bekommt) betont, dass sich die Coaching-Ausbildung sehr wohl rechnen könne, weil diese Heike dabei helfen könne, neue und besser bezahlte Arbeitsbereiche zu erschließen. Die »Powerfrau« sieht das ähnlich: Sie ist sich sicher, dass Heike das alles schaffen würde, bislang habe diese alle Herausforderungen gut gemeistert und sei auch immer finanziell gut über die Runden gekommen.
Im Anschluss an diese beiden kraftvollen Anteile meldet sich eine »Ängstliche«. Mit diesem Anteil ändert sich Heikes Ausstrahlung, sie wirkt nun verhalten und schüchtern, spricht leiser. Die Ängstliche hat große Sorge, dass diese Schuhe zu groß sein könnten. Kann Heike wirklich Coaching machen? Immerhin ist sie keine Psychologin und hat eine ganz andere Grundausbildung. Und wie peinlich wäre es, wenn sie scheitern würde!
Nachdem diese Anteile auf dem Blatt erschienen sind, schweigt Heike eine Weile. Es gebe noch einen Anteil. Diesen kenne sie sehr, er »gebe niemals Ruhe« und sei zugleich sehr schwer zu fassen. Dieser Teil mache ihr alles madig (»So ein Quatsch wieder, was soll denn das????«), habe an allem etwas auszusetzen. Er sei eher wie eine Art »Grundrauschen«. Heike möchte ihn »nörgelnden Giftzwerg« nennen, sie könne nichts, aber auch gar nichts Gutes an ihm finden. (Fortsetzung siehe S. 117)

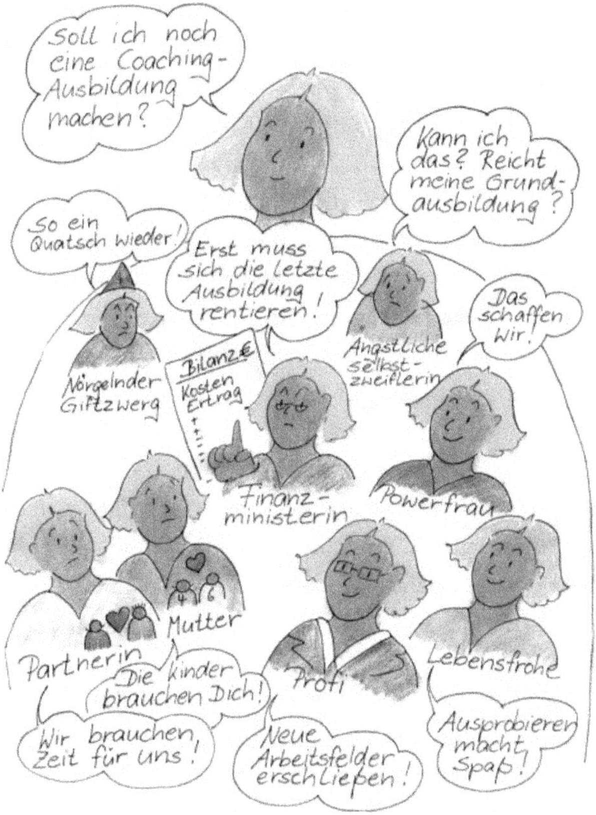

Soll ich noch eine Coaching-Ausbildung machen?
Kann ich das? Reicht meine Grundausbildung?
So ein Quatsch wieder!
Erst muss sich die letzte Ausbildung rentieren!
Das schaffen wir!
Bilanz €
Kosten
Ertrag
Nörgelnder Giftzwerg
Ängstliche Selbstzweiflerin
Finanzministerin
Powerfrau
Mutter
Partnerin
Profi
Lebensfrohe
Die Kinder brauchen Dich!
Wir brauchen Zeit für uns!
Neue Arbeitsfelder erschließen!
Ausprobieren macht Spaß!

Abbildung 3: »Soll ich noch eine Coaching-Ausbildung machen?«
Erhebung des Inneren Teams

2.2 Methodik der Erhebung

Bei der Erhebung des Inneren Teams verständigen sich Therapeutin und Klientin zunächst auf das Anliegen und eine Fragestellung. Anschließend geht die Therapeutin zum Flipchart und notiert dieses Anliegen. Ich schreibe entweder einen kurzen Satz (»Soll ich eine Coaching-Ausbildung machen?«, »Wie kann ich mich von meiner Schwester Franziska abgrenzen?«) oder ein Stichwort auf (»Coaching-Ausbildung«, »Abgrenzung«), oder ich male ein einfaches Symbol (z. B. ein Strichmännchen mit dem Namen Franziska).

Wenn Sie in einem Coaching-Rahmen arbeiten, dann ist eine prägnante und präzise Fragestellung sehr wichtig, weil sich hier der Prozess unmittelbar am Auftrag der Klientin ausrichtet. In der psychodynamischen therapeutischen Arbeit, zu der ich auch meine Form der Aufstellungsarbeit zähle, lege ich weniger Wert auf eine präzise herausgearbeitete Fragestellung. Denn hier gehe ich davon aus, dass wir ohnehin nicht auf der Ebene der bewusst formulierbaren Fragestellung bleiben, sondern die unbewussten Tiefenschichten erkunden werden, die dieser Fragestellung zugrunde liegen. Das bewusst formulierte Anliegen setzt daher nicht (wie im Coaching und in der systemischen Therapie) den Rahmen, sondern markiert eher das Eingangstor zu einem offenen Prozess. Natürlich ist es wichtig, dass die Klientin das weiß und so arbeiten möchte.

Außerdem malt die Therapeutin einen Kopf mit einem möglichst großen Brustraum auf. Da man nie weiß, wie viele innere Anteile sich melden werden, sollte hier viel Platz sein. Dann leitet die Therapeutin die Erhebung ein.

> *Therapeutin:* »Wenn Sie nun auf Ihre Frage schauen, wie Sie sich von Ihrer Schwester Franziska abgrenzen können – wer meldet sich dann als Erstes in Ihnen zu Wort? Teammitglieder sprechen unterschiedliche Sprachen, und sie können sich auf sehr unterschiedliche Weise melden – sei es mit einem Gefühl, einem Impuls, einem Satz oder auch einem Gefühl im Körper, einem Kribbeln oder einem Kloß im Hals.«
> *Katja:* »Ich werde als Erstes traurig – komisch, wieso denn das?«

Es ist gut, die Klientin zu Beginn auf die unterschiedlichen Sprachen der Teammitglieder hinzuweisen, um ihre Wahrnehmung zu öffnen und zu schärfen. Manche Klienten haben von sich aus Lieblingskanäle und können beispielsweise sehr genau über Gedanken Auskunft geben, ignorieren aber Körpersignale oder Gefühle. Die Rolle der Therapeutin ist nun die einer Hebamme: Ihre Aufgabe ist es, gemeinsam mit der Klientin ein Bild dieses Teammitglieds herauszuarbeiten. Dazu kann sie

- die Klientin auffordern, diesen Anteil sprechen zu lassen: »Wenn Sie diese traurige Stimme jetzt noch weitersprechen lassen …?«
- nachfragen: »Worüber ist dieser Anteil denn traurig?«
- spiegeln, was sie verstanden hat: »Der Anteil hat den Eindruck, dass Franziska gar nicht mehr an Ihnen interessiert ist und dass Sie Ihre Schwester verloren haben. Passt das?«
- klären, ob sich eine Stimme meldet oder zwei: »Das klingt einerseits traurig und zugleich auch resigniert. Stimmt das? Und ist das ein Anteil, der zugleich traurig und resigniert ist, oder sind das zwei unterschiedliche Anteile?« Beides wäre möglich, und Klienten wissen meist spontan sehr genau, was sich für sie passend und stimmig anfühlt.

Therapeutin und Klientin formulieren dann gemeinsam die Kernbotschaft dieses Anteils (z. B.: »Ich hab dich verloren …«) und suchen nach einem Namen für ihn. Aus welcher seelischen Quelle stammt ein Gefühl oder ein Impuls? Ist es die »Schwester«, welche darum trauert, dass der Kontakt zu Franziska verloren geht? Oder ist es ein »einsames kleines Mädchen«, das sich generell allein und verloren fühlt und die Schwierigkeiten mit der Schwester eher so erlebt, dass »schon wieder ein Mensch geht«? Wenn die Klientin zu differenzierter Introspektion in der Lage ist, dann lohnt sich eine genauere Erforschung. Wenn ihr das eher schwerfällt, dann kann es schon ein großer Erfolg sein, wenn zwei Gefühle identifiziert und differenziert werden können.

Die Frage nach dem Namen eines Anteils ist für Klienten, die noch nicht mit dem Inneren Team gearbeitet haben, oft ungewohnt und fremd. Dann helfe ich als Therapeutin mit Namensvorschlägen. Wichtig ist hier, dann sehr genau auf die Reaktion der Klientin zu achten: Der Vorschlag muss zu ihrem inneren Gefühl für den Anteil passen.

> *Therapeutin:* »Was wäre ein passender Name für diesen traurigen Anteil?«
> *Katja:* »Ich weiß nicht recht …«

Therapeutin (nach einer Pause): »Vielleicht ›trauriges kleines Mädchen‹?«
Katja: »Jaaaaa, vielleicht ...«
Therapeutin: »Ich glaube, das passt noch nicht ganz. Was stimmt denn daran nicht?«
Katja: »Eigentlich ist die gar nicht so klein. Die denkt eher an die wunderbaren Ferien, die wir gemeinsam mit unseren Kindern gemacht haben. Und ist traurig, weil das jetzt nicht mehr zusammen geht.«
Therapeutin: »Ah, dann vielleicht ›traurige Schwester‹?«
Katja: »Ja, so passt es!«

Manchmal geben Klienten einzelnen Teammitgliedern sehr abwertende Namen – wie Heike dem »nörgelnden Giftzwerg«. Hier wird deutlich, dass die Klientin als Chefin und »Kopf« des Inneren Teams diesen Anteil nicht mag. Es ist gut, wenn die Therapeutin dies bemerkt und benennt. Oft sind gerade Anteile, die den Klienten zusetzen, von zentraler Bedeutung, und es wird wichtig sein, diese auf der Aufstellungsbühne näher kennenzulernen.

Wenn die Therapeutin ein Bild von diesem Anteil gewonnen hat, dann geht sie ans Flipchart und malt den Anteil auf. Wichtig ist, dies nicht zu früh zu tun, sondern wirklich erst dann, wenn sie eine Idee von diesem Anteil hat. Eine gute Rückmeldung dafür ist die Frage: Weiß ich eigentlich, wie dieser Anteil guckt? Welchen Gesichtsausdruck müsste er haben, ist er traurig? Oder eher wütend? Oft merke ich an dieser Stelle, dass mir noch nicht klar ist, wie es diesem Anteil eigentlich geht – dann frage ich nach.

An dieser Stelle fällt in Fortbildungen häufig der Satz: »Aber ich kann gar nicht malen!« Viele Kollegen fühlen sich hier unzulänglich, und sämtliche unguten Erfahrungen an Kunstunterricht, künstlerisch besser begabte Geschwister oder Mitschüler und eigene Misserfolgserlebnisse bringen sich in Erinnerung. Es geht nicht um Kunstwerke, sondern um einfache Strichzeichnungen, und das kann jeder, auch Sie! Wichtig ist nur, dass die Anteile ein Gesicht haben und die Klientin dadurch angucken können. Denn damit entsteht ein anderer und tieferer Kontakt, ein unmittelbarer wortloser Dialog zwischen der Klientin und diesem Teammitglied. Und es ist gut, wenn man die basalen Grundgefühle unterscheiden kann, also sehen kann, ob der Teil sich freut, wütend oder traurig ist oder Angst hat. Um dies ausdrücken zu können, braucht es nur einige wenige Grundfertigkeiten, die Sie sich schnell aneignen können.

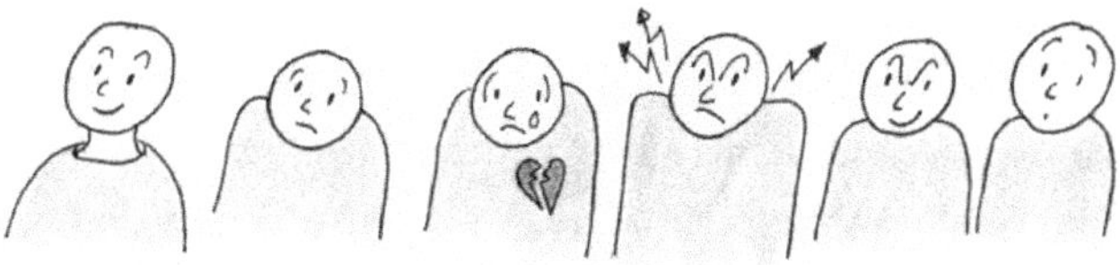

Augenbrauen, Mund, Schultern und einfache Symbole als Ausdrucksträger für Gefühle

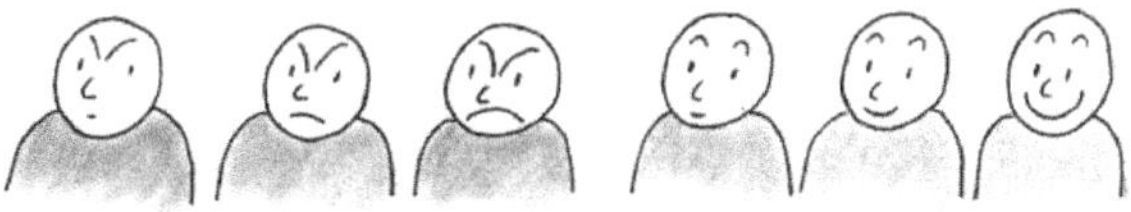

Länge der Mundlinie als Ausdruck der Gefühlsintensität

Abbildung 4: Visualisierung von Gefühlsausdrücken

Wenn das erste Teammitglied am Flipchart erschienen ist, geht es weiter. Für den weiteren Prozess der Erhebung braucht die Therapeutin nur einen einzigen Satz:

Therapeutin: »Wer meldet sich als Nächstes?«

Sie kann sich also zurücklehnen und entspannen und in aller Ruhe der Klientin folgen. Sie muss und sie sollte keine Idee haben, wer jetzt kommt oder wie viele Teammitglieder es insgesamt werden. Sie folgt der Klientin und darf darauf vertrauen, dass diese ihrem eigenen roten Faden folgt. Denn die Teammitglieder folgen einer eigenen inneren Logik. Vielleicht melden sich bei Franziskas Schwester erst viele Teammitglieder, die trauern und noch vieles versuchen möchten – und erst zum Schluss kommt noch ein wütender Anteil, der

Franziska am liebsten überhaupt nicht mehr sehen würde. Oder die Anteile folgen dem Prinzip von Rede und Gegenrede. Oder es ist so wie bei Heike: Erst kommen die Anteile, die eng an den äußeren Umständen orientiert sind und die auf Partner, Familie, Geld, Berufsmöglichkeiten schauen – und ganz zum Schluss zeigen sich die Anteile, die auf tiefere Schichten weisen und Lebensthemen spiegeln.

Die Reihenfolge, in der sich die Teammitglieder melden, spiegelt unmittelbar die innere Dynamik der Klientin. Daher ist es gerade in der therapeutischen Arbeit von zentraler Bedeutung, dem roten Faden des Klienten zu folgen. Die Therapeutin sollte also während der Erhebung keine eigenen Impulse setzen (»Aber gibt es nicht auch eine wütende?« »Das waren ja jetzt ganz viele, welche die Beziehung beenden wollen. Gibt es auch welche, die das Gegenteil vertreten?«), sondern sich ganz entspannt darauf beschränken, die Teammitglieder, die sich von allein melden, als Hebamme zur Welt zu bringen.

Manchmal wird sie dabei womöglich Anteile registrieren, welche sich implizit melden, ohne dass die Klientin es bewusst wahrnimmt und benennt. Vielleicht ballt die Klientin während der Erhebung immer wieder die Faust und schlägt auf den Stuhl – ohne dass ein wütender Teil zu Wort käme. Oder sie weint, ohne dass Traurigkeit benannt würde. Oder es gibt wiederkehrende Bemerkungen (»Aber eigentlich ist das albern, dass ich mir da so einen Kopf darüber mache!«), die zu keinem der bislang benannten Anteile zu passen scheinen. Es ist gut, wenn die Therapeutin diese Beobachtungen registriert und sie vorerst beiseitelegt, sie gewissermaßen auf einer inneren Pinnwand abheftet.

Irgendwann kommt der Punkt, an dem die Klientin befindet, dass dies nun alle Anteile seien, die sich in diesem Moment zu Wort melden. An diesem Punkt (erst) kann die Therapeutin schauen, ob sie auf ihrer inneren Pinnwand noch Beobachtungen hat, die es wert wären, zurückgemeldet zu werden.

- »Vorhin haben Sie gesagt, dass Sie auch wütend sind – ist das Teammitglied, das mit Wut reagiert, schon auf dem Bild?«
- »Sie haben vorhin geweint, und Sie wirkten sehr traurig dabei. Habe ich das richtig wahrgenommen? Zu welchem Teammitglied gehört diese Traurigkeit? Ist es einer der Anteile, die wir schon haben, oder meldet sich darin noch ein weiterer?«
- »Es geht um die Frage, ob Sie sich von Ihrem Mann trennen wollen. Wenn ich recht sehe, dann will sich keines der Teammitglieder, die sich bislang gezeigt haben, trennen. Stimmt das? Wer in Ihnen ist es denn dann, der den Impuls hat, sich trennen zu wollen?«

Wenn die Therapeutin eigene Beobachtungen hineingibt, dann gilt: Die Klientin entscheidet, ob diese stimmen und passen! Wenn deutlich wird, dass tatsächlich ein Anteil fehlt, dann lohnt sich die Frage, welcher Anteil verhindert hat, dass das traurige Teammitglied oder das Teammitglied, das sich trennen möchte, zu Wort kommt. Ist es eines der Teammitglieder, die bereits am Flipchart erschienen sind, oder ist der Wächter noch im Dunkeln geblieben? Wer ist dieser Wächter und warum sorgt er dafür, dass der traurige oder trennungsbereite Anteil nicht sichtbar wird? Was fürchtet er, wenn dieser sich meldet?

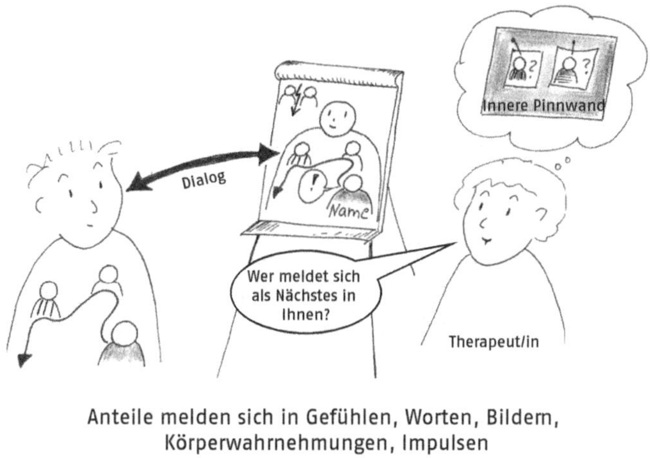
Innere Pinnwand
Dialog
Name
Wer meldet sich als Nächstes in Ihnen?
Therapeut/in
Anteile melden sich in Gefühlen, Worten, Bildern, Körperwahrnehmungen, Impulsen

Abbildung 5: Die Erhebung des Inneren Teams

2.3 Erhebung im Kontext der Aufstellungsarbeit: Wer soll mit auf die Bühne?

Im Kontext der Aufstellungsarbeit dient die Erhebung des Inneren Teams dazu, die Teammitglieder zu finden, die mit auf die Bühne sollen. Daher sollte die Erhebung prägnant sein, damit sich die Dynamik auf der Bühne präzise entfalten kann. Allerdings erkunde ich hier die einzelnen Teammitglieder bei der Erhebung nicht so ausführlich und vertiefend wie in der Einzelarbeit. Da wir noch viel Zeit für die Aufstellung brauchen werden, versuche ich die Erhebung knapp zu halten, ich brauche hier selten mehr als 10–15 Minuten. Und wir werden die einzelnen Teammitglieder auf der Bühne ohnehin noch intensiv kennenlernen. Wenn ich den Verdacht habe, dass noch ein Teammitglied fehlt, dann gehe ich diesem Verdacht bei der Erhebung oft noch nicht nach, sondern warte erst einmal ab, ob sich dieser Eindruck auf der Aufstellungsbühne bestätigt und womöglich noch präzisiert.

Nach der Erhebung prüfe ich mit der Klientin, welche Anteile wir mit auf die Bühne nehmen wollen. Meistens sind das alle. Manchmal jedoch sind es so viele Teammitglieder, dass ich mit der Klientin überlege, welche man zusammenfassen könnte – um nicht den Überblick zu verlieren; oder weil es mehr Mitglieder im Inneren Team als Teilnehmer in der Gruppe gibt. In der Regel nehme ich nicht mehr als sieben bis acht Teammitglieder mit auf die Bühne und versuche, mindestens einen (lieber zwei) Gruppenteilnehmer in Reserve zu lassen, um noch jemanden zu haben, wenn noch ein Teammitglied fehlt oder wenn ich gerne eine reale Kontaktperson (Partner, Eltern, Kinder) mit aufstellen möchte.

Wenn eine Auswahl getroffen wird, dann ist es Aufgabe der Therapeutin, darauf zu achten, dass die zentrale Dynamik auf der Bühne präsent ist. Gelegentlich würden Klienten gerne zentrale Teammitglieder (besonders häufig verletzte Kinder) außen vor lassen: »Diese Stimme brauchen wir nicht.« Mit »brauchen« meint die Klientin dann, dass sie diesen Anteil gerne loswerden würde. Dann würde die Aufstellung ihr Ziel verfehlen, weil sich die zentrale Dynamik nicht entfalten könnte. Daher bestehe ich in solchen Fällen darauf, dass diese Anteile mit auf die Bühne kommen:

> *Therapeutin:* »Ich höre, dass dieses Teammitglied Sie plagt und dass Sie es gerne loswerden würden. Aber es spielt für Ihr Anliegen eine zentrale Rolle, und wenn wir es nicht mit auf die Bühne nehmen, dann werden wir nicht verstehen, was diese Angelegenheit für Sie schwierig macht und wie Sie einen Schritt weiterkommen können. Daher brauchen wir diesen Anteil unbedingt!«

Manchmal nehme ich in der Aufstellungsarbeit Ressourcen hinzu, die sich nicht von allein zeigen.

> **Der Vortrag**
>
> Patricia Altmann hat demnächst einen Vortrag vor einem großen Auditorium zu halten. Wie immer vor solchen Vorträgen »vergehe sie fast vor Angst«. In ihrem Inneren Team findet sich neben einem »panischen Mädchen« (»Alle werden merken, dass ich gar nichts kann!«) eine »strenge Kritikerin« (»Was hast du schon zu sagen!«) und eine »Durchhalterin« (»Reiß dich zusammen, bislang hat es auch immer geklappt!«). Eine »warmherzige Selbstfürsorgerin« (»Du wirst das gut meistern, wie alles bislang!«) hat es schwer in dieser Runde. Als Letztes findet Patricia eine »Autopilotin«, die dafür sorgt, dass man Patricia von außen nicht anmerkt, wie es ihr innerlich geht.

Ich lade dann aktiv Ressourcen ein, wenn in der Erhebung wichtige Ressourcen fehlen, welche die Klientin erkennbar hat. Manchmal habe ich diese während des einführenden Gesprächs oder während der Erhebung implizit gehört, manchmal zeigt die Situation der Klientin, dass es diese geben muss. Wenn Sie noch einmal auf Patricias Beispiel schauen – welche Teammitglieder würden Sie zusätzlich zu denen, die sich von allein gemeldet haben, erwarten?

> *Therapeutin:* »Ich frage mich, ob da nicht noch Anteile fehlen. Könnte es sein, dass Sie auch eine ›Kompetente‹ oder ›Selbstbewusste‹ haben, die sich den Vortrag sehr wohl zutraut und weiß, dass Sie etwas zu bieten haben?«
> *Patricia:* »Das stimmt, die habe ich unbedingt! Die ist es ja auch, die den Vortrag zusagt und Lust dazu hat! Je näher der dann allerdings kommt, desto weniger kriege ich die noch zu fassen.«

Wenn Patricia nicht auch diesen Anteil hätte, dann würde sie vermutlich erstens nicht immer wieder zu großen Vorträgen eingeladen werden und sie würde diese zweitens nicht zusagen. Ebenso war in der Art, wie Patricia von ihrer Arbeit und diesem Vortrag erzählt hatte, sehr spürbar gewesen, mit wie viel Freude und Begeisterung sie an ihre Arbeit heranging. Auch diesen Teil – die »leidenschaftliche Wissenschaftlerin« – ergänzten wir. Patricias kraftvolle, kompetente und leidenschaftliche Teammitglieder werden also in der derzeitigen Dynamik von der Bühne gefegt und haben keinen Raum mehr, sich zu entfalten.

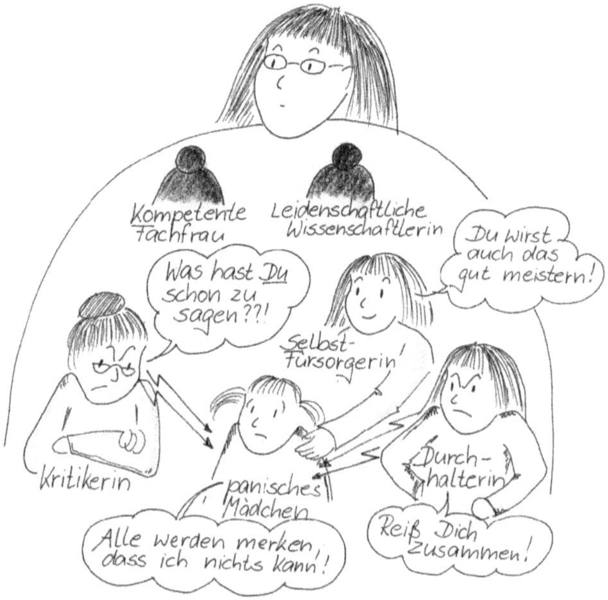

Abbildung 6: Ergänzung von Ressourcen

Wenn die Therapeutin diese Ressourcen hinzuholt und mit aufstellt, dann wird sichtbar, dass es neben der Krise und der derzeitigen regressiven Dynamik auch kraftvolle Anteile gibt. Ich tue dies in der Hoffnung, die Klientin wieder stärker mit diesen Anteilen zu verbinden und sie dadurch zu stärken. Die Stellvertreter dieser Ressourcen können oft wichtige Rückmeldungen darüber geben, was sie stärkt und was sie schwächt, und es ist am Ende leichter, ein konstruktiveres Bild zu entwickeln. Manchmal erweist sich diese Ergänzung der Ressourcen als sehr hilfreich, manchmal spielt es auch keine Rolle, und die Aufstellung konzentriert sich ganz auf die Bearbeitung der Krisendynamik.

KAPITEL 3

Aufbau der Bühne

3.1 Die Bedeutung eines klaren Rahmens

Ich gebe meinen Aufstellungen einen sehr klaren Rahmen. Das bedeutet: Ich beginne immer gleich, und ich baue die Bühne auf die immer gleiche Weise auf. Das liegt nicht daran, dass ich glaube, dass dies die beste oder gar die einzig richtige Form wäre. Im Gegenteil, ich bin davon überzeugt, dass man die Bühne auf sehr unterschiedliche Weise gestalten und einführen kann. Wenn ich so strikt an meinem Ritual festhalte, dann deswegen, weil ich sicher sein will, dass der Klient oder die Klientin und ich vom gleichen Bühnenaufbau ausgehen. Ich »eiche« uns gewissermaßen auf die gleiche Geografie der Bühne, um später den gleichen Bezugsrahmen zu haben und so das Geschehen auf der Bühne gemeinsam ›lesen‹ und verstehen zu können.

> **Verhinderte Künstler**
>
> Peter Küster stellt sein Inneres Team zu der Frage auf, wie er mit seinem Beruf und seiner Kunst seinen Platz in der Welt finden kann. Bislang bleibe er weit hinter seinen Möglichkeiten zurück, und je mehr sein Herz an einer Arbeit hänge und je mehr er selbst damit zufrieden sei, desto schwieriger sei es ihm, sich damit zu zeigen. Bei der Aufstellung stellt er mit einer Ausnahme sämtliche Stellvertreter mit dem Rücken zur Kontaktlinie und zum Publikum auf (das Beispiel wird wieder aufgegriffen S. 129).

Wenn ich dem Klienten vorher den Aufbau der Bühne so erklärt habe, dass vorne die Kontaktlinie zur Welt ist, dann ist dies ein sehr starkes Bild: Kein einziges Teammitglied geht in Kontakt mit der Außen-

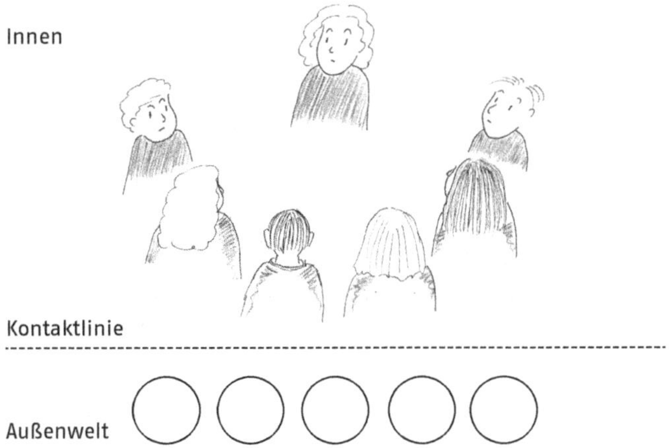

Abbildung 7: »Wie kann ich meinen Platz in der Welt finden?«

welt – und das bei der Frage, wie Peter seinen Platz in eben dieser Welt finden kann! Wenn ich nicht weiß, wie er seine Bühne innerlich konstruiert und gestaltet, dann verliert dieses Bild deutlich an Prägnanz.

Meine Arbeitsweise ist von meinen Wurzeln in der Kommunikationspsychologie geprägt. In der Kommunikationspsychologie geht es um Kontakt und Kontaktgestaltung. Daher spielt die Kontaktlinie in meiner Art der Aufstellung eine große Rolle. Was können die anderen von mir sehen – und was nicht? Wie stelle ich mich nach außen auf, wer agiert nach außen und wer kommt nicht zum Zuge? Wer bekommt die Reaktionen der anderen Menschen ab, wer ist geschützt? Der Rahmen, also die Konstruktion der Bühne und die immer gleiche Einführung, hat die Funktion einer Landkarte. Er ermöglicht einen gemeinsamen Bezugsrahmen mit dem Klienten und verbindet zugleich diese Aufstellung mit den anderen, die ich erlebt und durchgeführt habe, und ermöglicht es mir, an meine Erfahrungen anzuknüpfen. Insofern gibt er Halt und reduziert Komplexität, sodass das Wesentliche sichtbar werden kann.

Zugleich ist es wichtig, dass der Rahmen so flexibel bleibt, dass der Klient ihn verändern kann, wenn es wichtig ist. Der Rahmen muss irritierbar sein und darf nicht starr werden.

Eingeklemmt

Sebastian Thiess leide darunter, dass er »wie in einem Aquarium« lebe. Er sei gut darin, anderen zu helfen – aber mit Blick auf das, was ihn selbst bewege, sei er allein. All sein Wissen, seine Kontaktfähigkeit und seine Empathie kämen zwar anderen, nicht aber ihm zugute. Andere könne er bei der Bewerbung unterstützen – seine eigenen gingen immer schief. Andere könne er sogar beim Flirten beraten – bei ihm selbst sei da eher wenig los. Das Schlimmste sei, dass man von außen vermutlich noch nicht einmal merke, wie einsam und ungesehen er sich fühle. Wenn er wütend sei, nehme ihn keiner ernst, dafür reagierten andere zuweilen auf ihn, als sei er wütend, wenn er sich gar nicht so fühle.

Bei der Erhebung meldet sich ein »trauriger kleiner Junge«, der dazugehören und gesehen werden möchte und der nach all der Zeit mutlos ist und resigniert hat. Ein »Wütender« schimpft und schimpft, ohne dass klar ist, warum und auf wen er wütend ist. Dieser Wütende wird sofort von einem »Netten« gebremst, der für die anderen sorgt in der Hoffnung, dann auch selber etwas zu bekommen. Dieser arbeitet Hand in Hand mit einem »Kommunikationsprofi«, der viel Wissen hat und der in jeder Situation herauszufinden versucht, was jetzt richtig und sinnvoll wäre. Als Letztes meldet sich noch ein »Inselbewohner«. Dieser habe viele ungewöhnliche Hobbys und verbringe viel Zeit mit diesen Interessen, allerdings ohne andere einzubeziehen. Er wohne, wo niemand anderes sei, und wenn er sich zeige, seien alle überrascht.

Als Sebastian sein Inneres Team auf die Bühne bringt, markiert er zunächst auf der Bühne, wo er selbst steht, und ordnet dann die Teammitglieder um diesen Punkt herum an. Ich halte das zunächst für ein Missverständnis und sage ihm, dass er als Chef zunächst einmal draußen bleibe und es im Moment nur um die Teammitglieder gehe. Aber Sebastian ignoriert mich, und es scheint wichtig für ihn zu sein, das Bild genau so aufzubauen. Daher schlage ich ihm vor, auch einen Stellvertreter für das Oberhaupt auszusuchen und dieses mit aufzustellen. Es ergibt sich folgendes Bild:

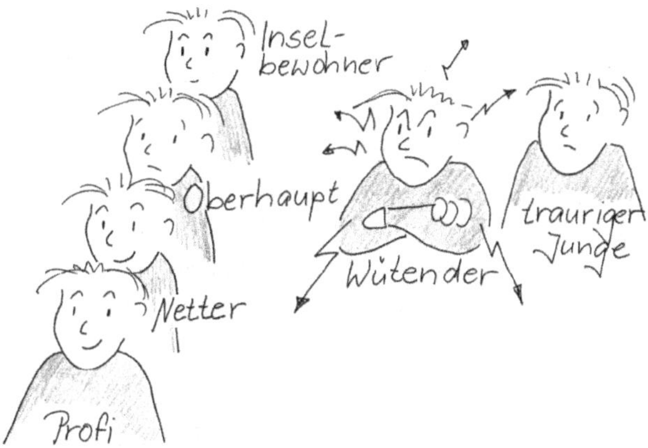

Abbildung 8: Das eingeklemmte Oberhaupt

Sebastian baut fast alle Teammitglieder in einer Reihe hintereinander auf. Dicht an dicht, mit Körperkontakt zu Vordermann und Hintermann stehen der Profi, der Nette, das Oberhaupt und der Inselbewohner. In der Abschlussrunde meldet die Stellvertreterin des Oberhaupts zurück, dass sie kaum noch habe atmen können. Ihr sei angesichts der Nähe zur Nettigkeit die Luft weggeblieben und aus Luftnot geradezu schwindelig geworden. Sebastian reagiert perplex: er kenne dieses Gefühl der Kurzatmigkeit sehr gut, er sei Asthmatiker.

Nur indem Sebastian den Rahmen der Aufstellung verändert hat, konnte er ein Kernmotiv seines Bildes so klar ausdrücken: dass der Chef des Inneren Teams so sehr eingeklemmt ist, dass ihm vor Enge und vor Verschmelzung mit der Nettigkeit die Luft wegbleibt – und der Profi zum Teamleiter wird. Zugleich hätte er mir vorab nicht erklären können, warum ihm dies wichtig ist.

Ebenso bin ich lange davon ausgegangen, dass die Eltern nicht real im Inneren Team auftauchen können. Eltern (und andere Menschen) können in bestimmten Situationen sehr viel Macht über uns haben – aber sie haben nicht die Macht, Teil unseres Inneren Teams zu werden. So waren meine Erfahrung und meine Überzeugung, und diese schien mir gerade mit Blick auf traumatisierte Klienten sehr wichtig.

Ich habe diese Teile als Introjekte verstanden, also als eigene Anteile des Klienten, die aus guten Gründen Erlebens- oder Verhaltensweisen der Eltern übernommen haben (Kumbier 2013, S. 129 ff.). Erfahrungen auf der Aufstellungsbühne und später auch Erfahrungen in der Arbeit mit Imagination haben mich eines Besseren belehrt. In manchen Fällen tauchen die Eltern sehr wohl auf der Inneren Bühne auf – und es ist sehr wichtig, sie dann als Eltern und nicht als eigene Anteile zu behandeln (siehe dazu *Verhinderte Künstler*, S. 129, und *Der Schatten des Vaters,* S. 162).

Der Rahmen muss also stabil genug sein, um Halt zu geben, und flexibel genug, um sich anpassen zu lassen. Es geht also um die je neu zu findende Balance zwischen Struktur und Freiraum, die sich als Wertequadrat (Schulz von Thun 1989, S. 43 ff.) denken lässt.

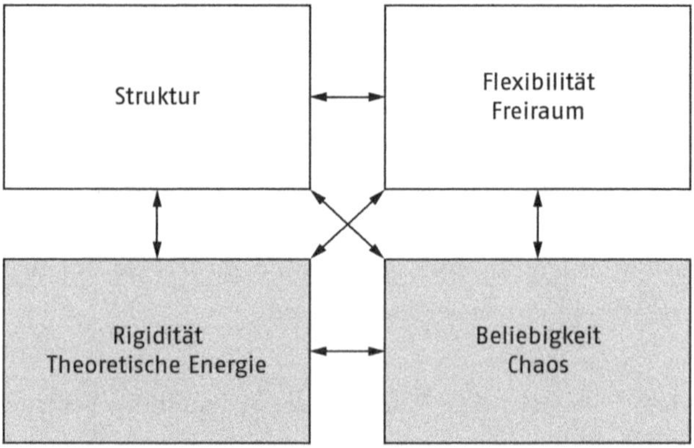

Abbildung 9: Die Balance zwischen Struktur und Flexibilität als Wertequadrat

Ohne einen Rahmen gerät die Aufstellung zur Beliebigkeit, und es wird schwierig, Bedeutungen und Strukturen zu erkennen. Wird der Rahmen jedoch zu eng, dann wird er rigide und zum Selbstzweck. Dann kann sich der Therapeut nicht mehr den Besonderheiten des einzelnen Klienten anpassen und nicht mehr von seinen Klienten lernen. Jeder Therapeut braucht also sowohl Struktur als auch Flexibilität – nicht nur in der Aufstellungsarbeit, sondern in jeder Art von therapeutischer oder beratender Arbeit. Er muss also die beiden oberen Werte in eine Balance bringen, um nicht in die entwertenden Übertreibungen der unteren Etage ›abzurutschen‹. Wie genau der Therapeut oder die Therapeutin diese Balance gestaltet, scheint mir eine Stilfrage zu sein. Ich merke, dass ich in meiner Arbeit bestimmte Rituale brauche, um die Dynamik verstehen zu können. Anderen Therapeuten mag es anders gehen.

3.2 Die Bühne eröffnen

Wenn das Innere Team erhoben ist, räume ich die Bühne frei. Dazu fordere ich alle Teilnehmer außer der Klientin auf, sich mit ihrem Stuhl und allem Sack und Pack (Taschen, Notizbüchern, Getränken) zurückzuziehen, sodass ein freier Bühnenraum entsteht. Denn alles, was auf der Bühne ist, kann für die Klientin oder für Stellvertreter eine implizite und unbewusste Bedeutung haben oder bekommen. Daher ist es mir wichtig, dass der Bühnenraum frei für die Klientin ist, dass nichts herumliegt und dass alle Teilnehmer außerhalb dieses Bühnenraumes sitzen. Sie soll diesen Raum ganz mit ihrem Anliegen und ihrer eigenen Energie füllen können.

Dann eröffne ich der Klientin die Bühne, und ich tue dies auf sehr ritualisierte Weise:

> *Therapeutin:* »Dies ist Ihre Bühne. Dies ist die Kontaktlinie, dort ist die Welt. Hier sind die anderen, hier ist Ihr Partner, Ihr Chef [also die Menschen, die in Ihrem Anliegen eine Rolle spielen]. Hier ist das, was die anderen von Ihnen sehen. Je weiter es in diese Richtung geht, desto mehr ist innen. Hier ist das, was nur Sie selber von sich spüren, was vielleicht manchmal nicht einmal Sie selber spüren.«

Dabei zeige ich der Klientin den Bühnenrand und schreite die Bühne, die ich ihr zeige, ab. Ich bewege mich also im Raum und mache diesen damit symbolisch sichtbar. Ich markiere ›innen‹ (das, was nur sie und manchmal nicht einmal sie spürt) und die Kontaktlinie zur

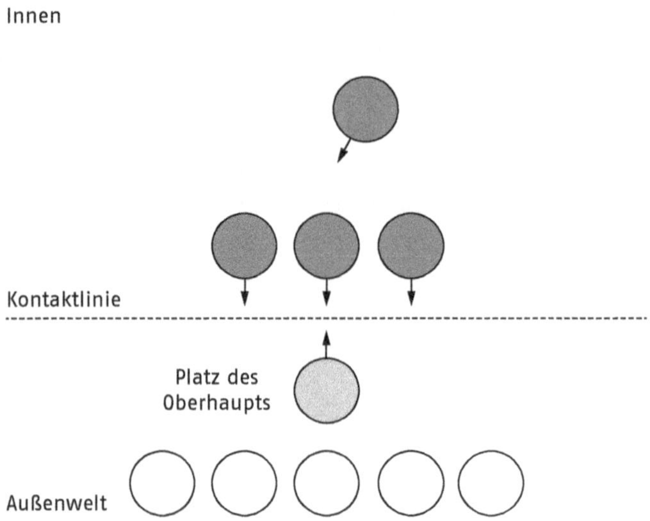

Abbildung 10: Aufbau der Bühne

Außenwelt (das, was andere von ihr wahrnehmen). Wenn ich einen Workshop leite, auf dem wir mehrere Aufstellungen hintereinander machen, dann wiederhole ich dieses Ritual mehrmals und eröffne die ersten Aufstellungen alle auf diese Weise. Wenn ich den Eindruck habe, dass den Teilnehmern die Geografie der Bühne selbstverständlich geworden ist, dann kürze ich das Ritual ab, ohne jedoch komplett darauf zu verzichten (»da ist draußen, da ist die Welt, dort ist innen«).

Anschließend fordere ich die Klientin auf, für jede Stimme einen Gruppenteilnehmer auszusuchen, den sie bitten wolle, dieses Teammitglied für sie zu verkörpern.

> *Therapeutin:* »Suchen Sie jetzt bitte für jedes Teammitglied ein Gruppenmitglied aus, das dieses Teammitglied für Sie verkörpern könnte, und stellen Sie es dorthin, wo es für Sie steht. Am besten ohne viele Worte und ohne viel nachzudenken, folgen Sie Ihren ersten Impulsen und vertrauen Sie darauf, dass diese schon passen. Sie können hinterher alles noch korrigieren.«

Zuweilen ist die Gruppe zu Beginn etwas unruhig, vor allem dann, wenn die Teilnehmer wenig Erfahrung mit Aufstellungen haben oder wenn das Thema eine Unterströmung hat, welche die Gruppe ängstigt. Dann bitte ich die Gruppe um Ruhe, um den Schutzraum, den die Klientin braucht (und gehe innerlich der Frage nach, was diese Unruhe der Gruppe womöglich zu bedeuten hat).

3.3 Aufbau des Feldes

> *Therapeutin:* »Mit welchem Teammitglied möchten Sie beginnen?«

Von diesem Moment an beginnt das ›Feld‹ der Aufstellung zu entstehen. Die Therapeutin sollte auf der Bühne bleiben, weil dieses Feld körperlich zu spüren ist: als Wärme, als Kälte, als Spannung, als Gefühl von Lebendigkeit, Leere, Angst, Kraftlosigkeit, Erstarrung oder Wut. Die Therapeutin kann daher schon viel von dem entstehenden Feld und der Atmosphäre mitbekommen, wenn sie ihre Gegenübertragung wahrnimmt, also darauf achtet, welche Gefühle sich während des Aufstellens der Teammitglieder in ihr und in der Gruppe ausbreiten.

Die Klientin sucht jetzt Schritt für Schritt für jedes Teammitglied, das mit auf die Bühne soll, einen Gruppenteilnehmer aus und stellt ihn intuitiv und wortlos an den Platz im Aufstellungsfeld, der ihr passend scheint. Ob die Therapeutin der Klientin vorschlägt, die Teilnehmer explizit nach ihrem Einverständnis zu fragen, oder ob sie auf andere Weise eine Atmosphäre schafft, in der deutlich ist, dass die Wahl abgelehnt werden kann, scheint mir eine Stilfrage zu sein. In der Regel signalisieren Gruppenteilnehmer deutlich, wenn sie nicht gewählt werden wollen, indem sie wegschauen, was die Protagonisten meist respektieren. In den seltenen Fällen, wo ein Gruppenteilnehmer nonverbal Ablehnung zeigt und die Protagonistin ihn gleichwohl wählt, greife ich ein und frage nach, ob er die Rolle übernehmen möchte.

Vor allem bei Teammitgliedern, welche der Klient wenig sympathisch findet (wie Heikes »nörgelnden Giftzwerg«), hänge ich die Latte für die Rollenwahl tief:

> *Therapeutin:* »Wir haben alle solche Anteile in uns. Schauen Sie, wem Sie zutrauen, sich in dieses Teammitglied hineinzuversetzen.«

Damit suche ich zu verhindern, dass die Rollenwahl für das als Stellvertreter gewählte Gruppenmitglied zu einer kränkenden Rückmeldung wird, und erleichtere es der Klientin, auch für schwierige Rollen jemanden zu wählen. Und es stimmt! Alle Rollen sind in jedem von uns angelegt – und gerade schwierige Rollen ermöglichen es, versteckte und vergrabene eigene Anteile kennenzulernen und Dinge auszuleben, die wir sonst sorgsam verbergen. Da die ›unangenehmen‹ Anteile zudem in aller Regel sehr wichtig sind, sind gerade diese Rollen oft interessant und es macht vielen Teilnehmern Spaß, sie zu übernehmen.

Es gibt der Therapeutin wichtige diagnostische Hinweise, welches Gruppenmitglied die Klientin für das jeweilige Teammitglied auswählt.

- Wählt die Klientin beispielsweise für die ›Selbstbewusste‹ in ihrem Inneren Team ein eher schüchternes Gruppenmitglied oder ein kraftvolles und dominantes? Eine kleine, zarte Teilnehmerin oder ein Gruppenmitglied, das alle anderen überragt? Ein Gruppenmitglied mit sehr leiser oder mit lauter Stimme? Einen Mann oder eine Frau?
- Für welches Teammitglied wählt sie Gruppenmitglieder, die ihr besonders nahe oder besonders fern stehen? Wenn es Konflikte gab oder Außenseiter gibt: Für wen stellt sie diese auf?
- Wenn es vorher schon andere Aufstellungen gab: Welche Rollen hatten die Teilnehmer dort?
- Welche prägnanten biografischen Daten könnten eine Rolle

spielen (Mutterschaft oder Kinderlosigkeit, Beruf, Kirchenzugehörigkeit oder eine exponierte politische Haltung, Herkunft aus einer Weltgegend, welche für die Klientin eine besondere Bedeutung hat)?
- Welche unbewussten Themen haben die anderen Teilnehmer?
- Wenn die Therapeutin benannt hat, dass es gut ist, wenn ein Teilnehmer übrig bleibt, weil zuweilen später noch jemand gebraucht wird, kann es auch spannend sein, wen die Klientin übrig lässt (siehe dazu das Beispiel *Schatten des Vaters*, S. 162).

Die Klientin folgt einer unbewussten Leitlinie, die sich unmittelbar auf die Aufstellung auswirkt. Es macht einen Unterschied, ob die Klientin eine ›Selbstbewusste‹, die isoliert von den anderen ganz hinten steht, mit einer kleinen, leisen, eher schüchternen Frau besetzt oder mit einem baumlangen Mann, der sich mit lauter Stimme in das Gespräch der anderen einmischt. Ich benenne diese Beobachtungen selten, aber sie geben mir wichtige Hinweise, wenn es darum geht, die Szene auf der Bühne zu verstehen.

Zuweilen fragen Klienten, ob sie den Stellvertretern eine bestimmte Körperhaltung mitgeben sollen. Ich überlasse dies den Klienten. Wenn es ihnen wichtig ist, können sie es gerne tun, ansonsten scheint es mir nicht von Bedeutung.

3.4 Eindoppeln der Stellvertreter

Wenn alle Teammitglieder aufgestellt sind, frage ich die Klientin, ob es so stimmt oder ob sie noch etwas ändern möchte. Wenn sie zufrieden ist, dann schlage ich ihr als Nächstes vor, die Stellvertreter einzudoppeln.

> *Therapeutin:* »Ich schlage vor, dass wir das Bild noch zum Sprechen bringen. Dazu brauchen die Stellvertreter Ihre Unterstützung, damit sie wissen, wie dieser Anteil in Ihnen fühlt und spricht. Dazu möchte ich Sie bitten, diese einzudoppeln. Stellen

Sie sich dazu hinter das Teammitglied, mit dem Sie beginnen möchten, und sprechen Sie in Ich-Form aus, was dieses denkt, fühlt und sagt. Ich werde Sie dabei unterstützen.«

Die Technik des »Doppelns« stammt aus dem Psychodrama. Beim »Eindoppeln« hilft die Protagonistin den Stellvertretern in ihre Rollen hinein, indem sie in Ich-Form ausspricht, was diese bewegt, motiviert und auszeichnet. Beim therapeutischen Doppeln tritt die Therapeutin neben die Klientin und spricht in Ich-Form Dinge aus, die bislang ausgespart geblieben sind (Benien 2002, S. 72–99, Thomann 2008, Stahl 2008).

In der Aufstellungsarbeit kommen beide Formen des Doppelns zum Einsatz. Zum einen doppelt die Klientin die Stellvertreter ihres Inneren Teams ein, indem sie diesen einspricht, wie dieser Anteil sich fühlt, was er sagt, wie er es sagt und welche Atmosphäre dieser vermittelt. Ich stehe in dieser Zeit neben der Klientin und dopple sie meinerseits. Ich spreche also Dinge aus, die sie nicht benennt, die ich aber in der Erhebung gehört habe oder zu spüren meine. Oder ich stelle offene Fragen zum Anliegen der Klientin (siehe dazu das Beipiel unten). Wie immer so gilt auch hier: Die Klientin entscheidet, was stimmt. Wenn die Klientin nicht schon durch ihre Reaktion deutlich macht, ob das Gedoppelte passt, frage ich daher nach.

Ziel des Eindoppelns der Stellvertreter ist erstens, dem Stellvertreter in die Rolle hineinzuhelfen. Zweitens kommt die Klientin beim Eindoppeln in einen intensiven Kontakt mit ihrem Anteil und dessen Stellvertreter. Drittens ermöglicht das Eindoppeln allen Beteiligten (inklusive der zuhörenden Teilnehmer), diesen Anteil zu verstehen, sich einzufühlen und innere Bilder dazu zu entwickeln.

Auch daran, dass ich eindopple, wird meine Herkunft aus der Kommunikationspsychologie und dem Psychodrama deutlich. In aller Regel doppeln Aufsteller nicht ein, sondern vertrauen darauf, dass die Stellvertreter durch ihre Position im Feld und die »repräsentative Wahrnehmung« (siehe S. 21) unmittelbar eine Einfühlung haben und dass sie daher keine weiteren Informationen brauchen. Womöglich wäre also das Eindoppeln zur reinen Informationsvermittlung nicht nötig. Ich tue es dennoch, weil es die Position der Protagonistin stärkt: Sie wird damit als Oberhaupt und als Chefin des Inneren Teams sichtbar. Und das Doppeln erleichtert ein explizites Verstehen, weil die Motive und manchmal auch die Hintergründe des Anteils benannt werden.

> *Therapeutin:* »Mit welchem Anteil möchten Sie beginnen?«
> *Katja stellt sich hinter die »Selbstbewusste«:* »Ich bin die Selbstbewusste. Ich sage Katja, dass sie sich dieses Verhalten nicht mehr bieten lassen soll! So geht es nicht weiter, ich will, dass sie sich wehrt, wenn Franziska wieder so ausrastet!«
> *Therapeutin doppelt:* »Und ich traue Katja auch zu, dass sie das kann!«
> *Katja als Selbstbewusste:* »Genau!! Sie hat so viel Power, und bei anderen lässt sie sich ja auch nicht die Butter vom Brot nehmen!«
> *Therapeutin doppelt:* »Und wenn Katja mich fragt, wie sie mit Franziska umgehen soll …«
> *Katja als Selbstbewusste:* »… dann sage ich ihr: wehr dich!«
> *Therapeutin doppelt:* »Denn ich glaube, dass sich an der Beziehung durchaus noch etwas verändern lässt!«
> *Katja als Selbstbewusste:* »Ja klar! Katja hat ja noch nicht einmal versucht, Tacheles zu reden!«

Im Doppeln hat die Therapeutin eine große Bandbreite von Möglichkeiten. Sie kann beispielsweise

- Gefühle benennen: »Ich bin wütend darüber, wie Katja sich behandeln lässt!! Und wenn sie mich immer wieder wegsperrt, dann lade ich mich immer mehr auf, bis ich vor Zorn platzen könnte!«
- Satzanfänge doppeln: »Ich fürchte dann …«, »Und wenn Katja mich fragt, was sie machen soll …«
- Hintergründe hinzufügen: »Ich bin erst in den letzten Jahren hinzugekommen«, »Ich passe schon ganz lange auf Katja auf.«
- Informationen hinzufügen, welche in der Erhebung benannt wor-

den sind: »Außerdem ist Katja schon oft schlimm verletzt worden, das soll auf keinen Fall wieder passieren!«

- benennen, was szenisch sichtbar geworden ist: »Es hat doch schon immer so geklappt, warum sollte man das jetzt ändern!«, »Und an mir kommt niemand vorbei.«

Beim Doppeln sprechen sowohl die Klientin als auch ich als Therapeutin in Ich-Form für den Anteil und sprechen von der Klientin als Chefin ihres Inneren Teams mit dem Vornamen (»Katja«). Es geht hier um die Inszenierung eines inneren Dialogs, und ich gehe davon aus, dass jeder Mensch sich im inneren Dialog duzt. Daher benutze ich hier wie an allen Stellen, wo ich mit dem inneren Dialog arbeite, auch bei Klienten, die ich ansonsten sieze, den Vornamen.

Doppeln soll sichtbar machen, was ist – und nicht das, was (aus Sicht der Therapeutin) sein sollte. Das Doppeln ist also kein Instrument, mit dem die Therapeutin der Klientin Anstöße dafür gibt, was diese aus ihrer Sicht denken, tun, ausprobieren sollte. Wenn die Therapeutin eigene Impulse in die Klientin hineindoppelt, würde sie diese manipulieren. Entsprechend gilt hier wie immer: Die Klientin entscheidet, was passt und was nicht! Häufig ist (wie im Beispiel) aus den Reaktionen der Klientin unmittelbar spürbar, ob das Gedoppelte passt. Ansonsten sollte die Therapeutin nachfragen: »Stimmt das?« Wenn ich einen deutlichen Impuls habe, der aber auf reiner Intuition beruht und den ich nicht an konkreten Dingen, die ich gehört oder beobachtet habe, festmachen kann, dann lade ich die Klientin explizit zum Widerspruch ein: »Ich sage mal probeweise etwas und Sie prüfen bitte ganz genau, ob da etwas dran ist oder nicht. Lassen Sie sich von mir nichts anschnacken!«

Doppeln zielt nicht auf eine vollständige Erkundung, und häufig ist das Eindoppeln sehr kurz. Die genannten Möglichkeiten werden also zielgerichtet und sparsam eingesetzt. Ich beende das Eindoppeln ritualisiert mit der Frage an den Stellvertreter, ob er ein Bild habe. Meist ist dem so, manchmal fragen die Stellvertreter dann noch einmal Dinge nach, die für sie offen sind. Manches lässt sich klären, manchmal ermuntere ich die Stellvertreter auch, an dieser Stelle zu improvisieren. Das gilt besonders dann, wenn die Stellvertreter eine Unklarheit spüren, welche zum Thema gehört. Manche Fragen kann die Klientin nicht vorab beantworten, sie klären sich dann während der Aufstellung.

3.5 Das Oberhaupt plazieren

Wenn alle Teammitglieder eingedoppelt sind, dann lade ich die Klientin ein, ihren Platz als Oberhaupt, als Chefin ihres Inneren Teams einzunehmen.

> *Therapeutin:* »Ihre Arbeit ist jetzt erst einmal getan, Sie dürfen nun den Chefsessel einnehmen und das Ganze auf sich wirken lassen.«

Dazu leite ich die Klientin zu dem Platz in der Mitte der ersten Stuhlreihe vor der Bühne, ich selbst setze mich dann daneben. Meine Erfahrung ist, dass der zentrale mittlere Stuhl gewissermaßen der »Chefsessel« ist und dass es energetisch einen großen Unterschied macht, ob die Klientin ihn einnimmt oder nicht. Daher sorge ich dafür, dass dieser Platz für sie frei ist, und bitte andere Teilnehmer, gegebenenfalls zur Seite zu rutschen.

Im Unterschied zu anderen Aufstellungsformen lasse ich die Klientin also keine Stellvertreterin für sich selber suchen, sie ist während der Aufstellung kontinuierlich meine Ansprechpartnerin. Denn in der Arbeit mit dem Inneren Team spielt die Chefin, der Chef, das »Oberhaupt« eine große Rolle, und jede Art der Arbeit mit dem Inneren Team dient auch der Stärkung dieser Instanz (Kumbier 2013, S. 30 ff.). Es ist Aufgabe des Oberhaupts, das Innere Team zu leiten, die einzelnen Teammitglieder zu würdigen, sie aber auch zu begrenzen, verletzte Stimmen zu trösten, zu schützen und dafür zu sorgen, dass das Innere Team konstruktiv und angemessen auf die Anforderungen der Umwelt reagieren kann. Manchmal zeigt sich in der Aufstellung, dass ein Klient oder eine Klientin große Mühe hat, diesen Chefsessel einzunehmen. Dann kann dies ein wichtiges Thema für die weitere Aufstellung sein (siehe dazu *Kein Tyrann*, S. 39). Was hindert die Klientin, diese Rolle wahrzunehmen? Und was bräuchte sie, um sich dem anzunähern? Denn das Innere Team braucht Leitung, und die Arbeit mit dem Inneren Team dient immer auch der Stärkung des Oberhaupts.

Angeregt durch Aufstellungsteilnehmer, beginne ich in letzter Zeit damit zu experimentieren, das Oberhaupt innen, also im hinteren Teil der Bühne, zu plazieren. Wenn Klienten bei einem Thema noch vollkommen mit sich selbst beschäftigt und noch gar nicht auf Außenkontakt eingestellt sind, dann scheinen sie es zuweilen als stimmiger zu empfinden, wenn das Oberhaupt nicht außen an der Kontaktlinie, sondern innen plaziert ist. Vermutlich könnte man die Platzwahl auch freigeben und den Punkt, den der Aufstellende für sein Oberhaupt wählt, diagnostisch nutzen. Ich tue dies nicht regelhaft, um den Komplexitätsgrad zu reduzieren.

KAPITEL 4

Spielphase

4.1 Ablauf

Wenn die Bühne aufgebaut ist, wende ich mich an die als Stellvertreter aufgestellten Gruppenmitglieder und leite die Spielphase ein.

> *Therapeutin:* »Nun sind Sie dran! Das Thema ist: ›Wie soll Katja Franziska in Zukunft begegnen?‹ Bitte improvisieren Sie dazu auf Basis Ihrer Rollen, vertrauen Sie Ihren Impulsen! Wenn Sie Bewegungsimpulse spüren, dann drücken Sie diese aus, aber bleiben Sie bitte so stehen, wie Katja Sie hingestellt hat.«

Da ich weiß, dass viele meiner Teilnehmer andere Formen von Aufstellungsarbeit kennen, stelle ich in der Anfangsphase von Workshops inzwischen regelhaft meine Art der Aufstellungsarbeit vor und grenze diese von anderen Formen ab, um die Teilnehmer einzustimmen. Gleichwohl führe ich die Stellvertreter an dieser Stelle noch einmal ein. Ich lade sie ein, zum Thema der Klientin in Dialog zu gehen und damit den inneren Dialog der Klientin in Szene zu setzen. Und ich bitte sie noch einmal ausdrücklich darum, Bewegungsimpulse wahrzunehmen, diesen aber nicht wie bei anderen Formen der Aufstellungsarbeit nachzugeben. Sie sollen sich nicht auf die Frage konzentrieren, was sie gerne ändern würden, sondern ausdrücken, was ist. Denn im ersten Schritt soll nicht nach einer besseren Lösung gesucht, sondern die aktuelle Situation vertieft verstanden werden. Dafür ist es wichtig, dass die Stellvertreter genau spüren, wie es ihnen in dieser Position geht und was es beispielsweise auslöst, die anderen nicht sehen zu können und sich von allen abgeschnitten zu fühlen.

Dann setze ich mich neben die Klientin und nehme wahr, was passiert. Dabei habe ich einen doppelten Fokus. Zum einen beobachte ich das Geschehen auf der Bühne, zugleich achte ich auf die Klientin. Die erste Frage ist, ob das, was sich auf der Bühne abspielt, der inneren Wahrheit der Klientin entspricht. In aller Regel ist dies der Fall und die Klientin schaut hoch konzentriert zu. Wenn dem nicht so ist, ist das unmittelbar sichtbar, Klienten runzeln dann die Stirn, schütteln den Kopf oder zeigen auf andere Weise eine Irritation. Dann unterbreche ich den Prozess und frage nach. Meist füllt hier ein Stellvertreter seine Rolle auf eine Weise, die dem inneren Bild der Klientin an wichtigen Punkten nicht entspricht. Ich lasse die Klientin dann korrigieren oder schlage vor, den Stellvertreter noch einmal einzudoppeln. Wenn der Stellvertreter sich auch danach nicht zutraut, die Rolle auszufüllen, lasse ich die Klientin eine neue Besetzung suchen. In meiner Praxis kommt dies selten vor.

Ich lasse das Spiel so lange laufen, bis das Geschehen entweder einen vorläufigen Endpunkt erreicht (beispielsweise eine heftige Eskalation) oder bis es sich zu drehen beginnt, also immer wieder die gleiche Schleife läuft. Dann beende ich das Spiel in Abstimmung mit der Klientin und frage diese, wie es ihr während der Aufstellung ergangen und wo sie hängen geblieben ist. Anschließend frage ich die Stellvertreter im Feld:

> *Therapeutin:* »Wie ist es Ihnen ergangen als das Teammitglied, das Sie sind? Bitte jeder ein bis zwei Sätze.«

Ich beziehe also die Eindrücke der Stellvertreter mit ein und begrenze zugleich deren Redezeit, weil meine Erfahrung ist, dass die Rückmeldungen ansonsten zuweilen sehr ausführlich geraten und eine Eigendynamik bekommen, welche von der Bewegung der Klientin wegführt. Nachdem alle zu Wort gekommen sind, werte ich diese Runde mit der Klientin aus (»Was war wichtig für Sie, woran sind Sie hängen geblieben?«) und melde spätestens nun auch meine eigenen Eindrücke zurück.

Ähnliche Runden mache ich immer wieder im Prozess, diese Runden sind das wichtigste Diagnose- und Steuerungsinstrument. Immer wieder frage ich die Klientin nach ihren Gefühlen und ihren Impulsen, in fast jeder Diagnosephase und nach jeder abgeschlossenen Intervention richte ich eine Frage an die Stellvertreter und bitte sie, knapp, mit einem Wort oder einem Satz, darauf zu antworten. Fragen an die aufgestellten Teammitglieder können beispielsweise sein:

- Wie geht es dir gerade?
- Nach Interventionen gleich welcher Art: Wie reagierst du darauf? Was hat sich verändert (oder auch nicht)?
- Bist du mächtig oder ohnmächtig? Wer hat hier die Macht?
- Was müsste passieren? Was wünschst du dir von der Chefin?
- Hast du einen Impuls?

Die Stellvertreter bleiben normalerweise während der ganzen Zeit der Aufstellung auf der Bühne und in ihrer Position, denn sie werden immer wieder gebraucht. Wer nicht gut so lange stehen kann, kann sich gerne am Platz hinsetzen oder sich einen Stuhl dorthin holen.

Zuweilen werde ich gefragt, was ich mache, wenn in einem Stellvertreter heftige Gefühle aktiviert werden, die zu seiner persönlichen Geschichte gehören. Natürlich ist es wichtig, dass die Therapeutin auch die Stellvertreter im Auge behält. Wenn ein Stellvertreter sehr starke Gefühle zeigt (z.B. heftig weint), dann frage ich nach, ob diese Gefühle zur Rolle gehören oder zu ihm selbst und ob diese Gefühle in Ordnung oder schwierig für ihn sind. Wenn ein Stellvertreter sich zu belastet fühlen würde, dann würde ich ihn austauschen. Ich erinnere mich jedoch nicht, das schon einmal erlebt zu haben. Zwar berichten Stellvertreter in den Auswertungsrunden regelmäßig davon, dass die Aufstellung viel in ihnen ausgelöst habe, aber sie scheinen dies eher als wichtige eigene Anstöße zu erleben. Womöglich trägt dazu bei, dass ich in den Ausschreibungen meiner Workshops darauf hinweise, dass diese normale psychische Stabilität erfordern und keine Therapie ersetzen und dass ich Interessenten, die sich in einer akuten Krise befinden, von der Teilnahme abrate.

4.2 Orientierung im Feld: Der Kompass

Wie entscheidet sich nun, wie und wo wir einsteigen? Ziel ist, den unbewussten Knoten zu finden, welcher der Schwierigkeit des Klienten zugrunde liegt, den Punkt im Feld zu finden, wo die Energie blockiert ist. Aber wie findet man diesen Punkt? Wie wird deutlich, wo wir ansetzen könnten und sollten? Ich orientierte mich dabei an einem Kompass, der sich im folgenden Dreieck ausrichtet:

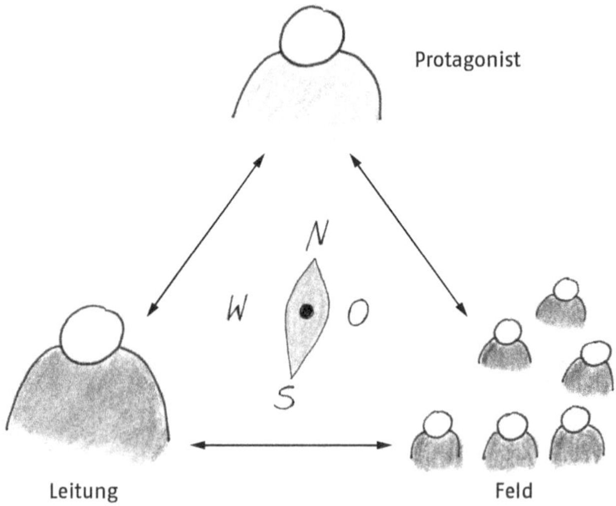

Abbildung 11: Der Kompass im Aufstellungsfeld

Es gibt drei Akteure im Aufstellungsprozess: die Protagonistin, die Therapeutin und das Feld (also die Stellvertreter). Alle drei haben Eindrücke, Gefühle und Impulse. Wenn alle drei Akteure in die gleiche Richtung zielen, dann besteht eine hohe Wahrscheinlich dafür, dass diese Richtung produktiv ist. Spannend wird es dann, wenn die drei Akteure sich nicht einig sind. Wenn zwei der drei Beteiligten an einem Strang ziehen, während der dritte in eine andere Richtung zielt, dann geht es darum, mit dieser Diskrepanz zu arbeiten und ein Gefühl dafür zu bekommen, welcher Weg zum Kern und welcher eher in die Irre führt.

Leitsätze dafür sind:

- Jeder der drei Akteure kann den Kern erspüren, und jeder kann in die Irre gehen.
- Es liegt nicht immer die Mehrheit richtig.
- Im Zweifel entscheidet die Klientin, wie es weitergeht.

Tatsächlich habe ich schon fast alle Konstellationen erlebt. Manchmal sind sich das Feld und die Therapeutin einig und die Klientin sieht die Lage anders. Das kann beispielsweise dann der Fall sein, wenn es um einen Anteil und ein Gefühl geht, das die Klientin sehr stark abgespalten hat (wie im Beispiel der *Verrückten Lehrerin,* S. 139). Manchmal folgen Klientin und Feld einer gemeinsame Spur und die Therapeutin schaut verwirrt zu und versteht erst einmal gar nichts (*Theaterdonner,* S. 143). Manchmal sind sich auch Klientin und Feld einig, während ich als Therapeutin sehr skeptisch bleibe und den Eindruck habe, dass die Stellvertreter den Wunsch der Klientin nach einer schnellen und schönen Lösung spüren und mit dieser gemeinsam schwierigen Gefühlen ausweichen. In diesen Fällen erscheint mir die Entwicklung in der Aufstellung zu schön und zu schnell, um wahr zu sein. Vielleicht habe ich recht mit meiner Skepsis und es wäre gut, wenn ich hartnäckig bleibe und damit realistischere Schritte möglich mache. Vielleicht irre ich mich aber auch – und würde eine erfreuliche Entwicklung blockieren, wenn ich an meiner Skepsis festhalte.

Es geht hier um einen Prozess des Suchens und Ausprobierens. Wichtiges Instrument dabei sind die Runden, in denen die Eindrücke der drei Akteure immer wieder abgeglichen werden, Drexler spricht von einem »Trialog« (Drexler 2015, S. 67). Diese Arbeit erinnert mich oft an das alte Kinderspiel »heiß – kalt«. Irgendwo ist etwas versteckt, und wenn man sich dem nähert, dann wird es warm – heiß – glühendheiß, wenn man es verfehlt, wird es kühl – kalt – eiskalt. In diesem Sinne erlebe ich auch die Arbeit auf der Aufstellungsbühne. Lange bevor man etwas verstanden hat, erleben Klient, Therapeut und die Stellvertreter im Feld ein Gefühl von Energielosigkeit oder Energie, von Lebendigkeit oder Starre, von Wärme oder Kälte, von Interesse oder Gleichgültigkeit. Nach dieser Energie und nach dem, was diese Energie blockiert, suchen wir mithilfe der Aufstellung, mithilfe dieses Kompasses. Dabei darf man auf Überraschungen gefasst sein. So sehr es Erfahrungswerte und wiederkehrende Strukturen gibt, so sehr gibt es auch immer wieder ganz neue und vollkommen unbekannte Konstellationen. Manche davon lassen sich verstehen und auflösen, manche nicht.

4.3 Interventionsmöglichkeiten

Bei der Arbeit auf der Bühne hat die Therapeutin eine Reihe von Interventionsmöglichkeiten zur Verfügung. Die folgenden haben sich in meiner bisherigen Aufstellungspraxis bewährt und als zentral erwiesen. Wichtig scheint mir, immer nur eine Intervention zur Zeit zu erproben und danach innezuhalten und zu schauen, was sich verändert hat.

Denn Aufstellungen sind komplex, so komplex, dass niemand den Überblick über alle Fäden, alle Themen, alle Einzelheiten behalten kann. Jede Intervention nimmt Einfluss auf ein hoch differenziertes Beziehungsgeflecht, kann unterschiedliche Themen berühren und vielfältige und heterogene Wirkungen und Reaktionen auslösen. Daher ist es wichtig, nach jeder Intervention diese Wirkungen zu prüfen. Wo steht die Kompassnadel? Sind wir auf der richtigen Spur, oder sind wir in eine Sackgasse geraten? Was ist der nächste Schritt – einfach geradeaus weiter, oder tut sich gerade eine spannende neue Tür auf? Was ist aus den Nebenfäden geworden, die wir aus dem Augenwinkel im Blick hatten – laufen diese mit und entwickeln sich auf erfreuliche Weise weiter, treten diese in den Hintergrund, wird hier gerade ein Problem deutlich, das unsere Aufmerksamkeit erfordert?

Ein guter Aufstellungsleiter lässt sich immer wieder irritieren. Er hat zwar Assoziationen, Gedanken und Hypothesen und folgt diesen (wie anders sollte man sich bewegen?), kann diese aber jederzeit loslassen, um neue Informationen zu verarbeiten. Er tut klare Schritte und prüft nach jedem Schritt, ob die Richtung noch stimmt oder ob diese verändert werden sollte.

4.3.1 Einen Anfang finden

Ich frage immer als Erstes die Klientin oder den Klienten, in welche Richtung es ihn oder sie zieht, wo er oder sie anfangen würde, oft mache ich danach eine Blitzlichtrunde durch das Feld. Anschließend mache ich einen Vorschlag, wo ich anfangen würde, oder stelle zwei Möglichkeiten zur Wahl. Dieser Vorschlag entspricht nicht immer dem Impuls der Klientin und des Feldes. Mein Ziel in der Aufstellungsarbeit ist es, den unbewussten Knoten aufzuspüren und Schritte zur Lösung alter Lebensthemen zu machen, welche den Klienten heute behindern. Mit meinem Vorschlag zum Anfangspunkt ziele ich direkt auf diese Ebene. Das kann heißen …

- die Teammitglieder zu fokussieren, deren Haltung sich erkennbar nicht aus der heutigen Realität speist. Häufig sind das Teammitglieder mit destruktiven, unterminierenden Botschaften (wie der »nörgelnde Giftzwerg« in Heikes Beispiel, S. 61 ff.) oder sehr ängstliche und verletzte Teammitglieder.
- Teammitglieder anzusprechen, die während der ersten Spielphase kein einziges Wort gesagt haben.
- der Frage nachzugehen, wo die Energie ist. Manchmal wirkt die Aufstellung in der ersten Spielphase so, als habe jemand den Stecker herausgezogen, die Atmosphäre ist bleiern, es kommt kein lebendiges Gespräch in Gang und die Stellvertreter drücken große Anstrengung aus. Manchmal spricht tatsächlich niemand auch nur ein einziges Wort. Dann ist die Frage: Wer oder was blockiert die Energie?
- einer Irritation nachzugehen. Manchmal ist das Anliegen des Klienten aus der Dynamik, die auf der Bühne sichtbar wird, nicht zu verstehen. Der Klient hadert mit der Frage, ob er sich auf eine Beziehung einlassen soll – aber eigentlich ist keines der aufgestellten Teammitglieder wirklich dagegen. Oder die Klientin überarbeitet

sich in einem extremen Ausmaß, das sich aus der aufgestellten Dynamik nicht erklären lässt (*Der Schatten des Vaters*, S. 162). Oft ist dies ein Hinweis darauf, dass ein Anteil fehlt, dann wäre dies die Suchrichtung.

Der erste Impuls der aufstellenden Klienten geht häufig in eine andere Richtung. Manchmal haben sie Angst davor, sich den strengen, ängstlichen oder verletzten Schattengestalten der Vergangenheit zu nähern. Oder sie möchten produktive Teammitglieder stärken und diese fragen, wie sie diese unterstützen können. Meine Erfahrung ist: Wenn der Knoten gelöst ist, dann erstarken diese Teammitglieder von allein – und solange der Knoten besteht, wird dieser immer wie eine Bremse wirken. Darum steuere ich in der Aufstellung auf den Knoten und nicht auf die Ressourcen zu. Wenn ich meinen Vorschlag mache und begründe, frage ich die Klientin, wie sie auf diesen Vorschlag reagiert. Gelegentlich frage ich auch das Feld nach Resonanz. Die Entscheidung fällt die Klientin bzw. der Klient.

Egal wie wir starten: Der Startimpuls muss sich im Prozess bewähren. Entscheidend ist die Frage: Bringt er etwas in Gang, fühlt die Bewegung sich »heiß« an oder »kalt«? Wenn der Kompass darauf hindeutet, dass ein Impuls in die Irre führt, macht das nichts, dann gilt es, die Richtung zu wechseln.

4.3.2 Annäherung, Dialog und Rollentausch

Wenn wir entscheiden, mit einem der aufgestellten Teammitglieder zu beginnen, dann schlage ich dem Klienten vor, zu diesem hinzugehen und ihn anzusprechen.

> *Therapeutin:* »Gut, dann beginnen wir mit dem Perfektionisten. Dann gehen Sie doch einmal hin zu ihm und schauen Sie, welcher Abstand im Moment der passende ist.«
> *Der Klient (Joachim) geht zu dem Perfektionisten, stellt sich ihm gegenüber auf und betrachtet ihn schweigend. Die Therapeutin begleitet ihn und steht neben ihm.*

> *Therapeutin:* »Und, wie ist es, ihn dort stehen zu sehen?«
> *Joachim:* »Er plagt mich schon ganz schön und macht mir das Leben schwer!«
> *Therapeutin:* »Was möchten Sie ihm sagen oder ihn fragen?«
> *Joachim zum Perfektionisten:* »Du machst mir ganz schön das Leben schwer! Warum machst du das eigentlich?«

Die Therapeutin hat jetzt zwei Möglichkeiten. Sie kann den Stellvertreter des Perfektionisten antworten lassen, oder sie kann einen Rollentausch einleiten, also den Klienten in die Rolle des Perfektionisten wechseln lassen, sodass der Klient selbst aus der Position des Perfektionisten antwortet. Ich arbeite meistens mit dem Rollentausch, weil diese Arbeitsweise näher am Klienten und sehr viel intensiver ist. Zugleich ist diese Arbeitsweise anspruchsvoller und anstrengender für den Klienten. Daher verzichte ich darauf, wenn ich den Klienten als sehr belastet erlebe: weil er sehr viel Angst vor diesem Anteil hat oder erschöpft ist (siehe dazu *Das katholische Flüchtlingskind*, S. 112).

Wenn ich das erste Mal in einem Workshop einen Rollentausch anleite, dann erkläre ich kurz, wie das geht und warum ich das mache:

> *Therapeutin:* »Die Antwort darauf kennen Sie am besten, darum hätte ich gerne, dass Sie das auch selbst beantworten. Wären Sie einverstanden, in die Rolle des ›Perfektionisten‹ hineinzuwechseln?«

Wenn der Protagonist zustimmt, dann tauschen Protagonist und Stellvertreter die Rolle. Der Protagonist geht auf den Platz im Feld, wo der ›Perfektionist‹ steht, der Stellvertreter geht an die Stelle, wo eben der Protagonist als ›Oberhaupt‹ stand. Oft lasse ich dann den Stellvertreter aus der Rolle des Oberhaupts die Frage noch einmal wiederholen. Die Therapeutin bleibt an der Seite des aufstellenden Klienten, egal, in welcher Rolle dieser sich gerade befindet.

Ich leite den Rollentausch jeweils mit dem schlichten Wort

»Wechsel« ein. Manchmal reagieren Teilnehmer irritiert darauf, weil dieses Kommando nicht unserem üblichen Gefühl für Höflichkeit und Wertschätzung entspricht. Der Grund für diese knappe Form liegt darin, dass die Therapeutin mit diesem schlichten Kommando hinter den Prozess zurücktritt. Sie beschränkt sich darauf, den Dialog zwischen dem Protagonisten und diesem Mitglied seines Inneren Teams zu moderieren, und tritt nicht selbst in Erscheinung. Wenn sie den Protagonisten so anspräche, wie es vordergründig ›höflich‹ wäre (»Ich habe den Eindruck, das wäre jetzt vorerst alles. Stimmt das? Und wären Sie einverstanden, jetzt in die andere Rolle zu wechseln?«), dann reißt sie ihn aus seinem inneren Dialog heraus. Er muss sich dann auf die Therapeutin ausrichten, überlegen, ob er das auch findet, und explizit zustimmen. Das stört den Prozess. Und ich habe noch nie erlebt, dass der Protagonist selbst sich an der Knappheit gestört hätte, dieser geht so in dem Prozess auf, dass er die rahmende Therapeutin kaum wahrnimmt. Sollte die Aufforderung zum Wechsel zu früh kommen, dann merkt die Therapeutin das daran, dass der Protagonist zögert, ihr nachzukommen. Häufig lasse ich nach dem Wechsel den Stellvertreter die Kernsätze des Klienten noch einmal wiederholen, sodass er diese in der nunmehr anderen Rolle auf sich wirken lassen kann.

Stellvertreter in der Rolle des Oberhaupts wiederholt Joachims Frage: »Du machst mir ganz schön das Leben schwer! Warum machst du das eigentlich?«
Joachim in der Rolle des Perfektionisten: »Ohne mich bringst du doch nichts zuwege!« (*Therapeutin:* »Wechsel«, Joachim wechselt in die Rolle des Oberhaupts, und der Stellvertreter wiederholt aus der Position des Perfektionisten den letzten Satz.)
Joachim in der Rolle des Oberhaupts: »Ganz im Gegenteil! Du blockierst mich so, dass ich darum nichts zuwege bekomme! Du bist so streng, dass ich dir niemals gerecht werden kann und ich verzweifle daran! Meine ganze Lust an der Arbeit erstickt an deiner Strenge und ich werde ganz dumm im Kopf!« (*Therapeutin:* »Wechsel«, Joachim wechselt in die Rolle des Perfektionisten,

und der Stellvertreter wiederholt aus der Position des Oberhaupts den letzten Satz.)
Joachim in der Rolle des Perfektionisten (schweigt einen Moment): »Das will ich gar nicht.«
Therapeutin doppelt: »Ich wusste gar nicht, dass ich so eine Wirkung auf dich habe, und bin erschrocken, das zu hören. Stimmt das?«
Joachim in der Rolle des Perfektionisten: »Ja, das stimmt. Das will ich wirklich nicht.«
Therapeutin fragt: »Was willst du denn?«
Joachim in der Rolle des Perfektionisten: »Ich sorge dafür, dass Joachim keine Fehler macht.«
Therapeutin: »Was wäre so schlimm daran, wenn er Fehler macht?«
Joachim in der Rolle des Perfektionisten: »Dann wäre er angreifbar.«

Die Therapeutin kann auf diesem Wege den Klienten in der Rolle des Perfektionisten interviewen und so den Hintergrund dieses Anteils erkunden. Sie könnte zum Beispiel

- die gute Absicht würdigen: »Das heißt, du beschützt ihn?«
- nach Befürchtungen fragen: »Was könnte passieren, wenn du nicht mehr so sorgfältig aufpasst, dass Joachim keine Fehler macht?« Oder konkreter: »Was könnte passieren, wenn Joachim in dieser Angelegenheit einen Fehler macht?«
- Hintergründe erfragen: »Wo hast du gelernt, dass das wichtig ist?«
- wenn das zu intim erscheint, kann sie fragen, ob der Klient die Hintergründe kennt: »Weiß Joachim, warum du da bist?«
- fragen, wie der Teil das Verhältnis zum Oberhaupt, also zur Gesamtperson des Klienten, erlebt: »Wie geht es dir in Joachims Innerem Team?« »Wie fühlst du dich vom Chef behandelt?« »Was erreicht Joachim mit der Art, wie er dich behandelt?«
- fragen, was der Anteil sich wünscht: »Was wünschst du dir von Joachim?« Oder: »Was brauchst du von Joachim?«

Die Therapeutin kann zu jedem Zeitpunkt wieder in den Dialogmodus wechseln und den Klienten in der Rolle des Oberhaupts reagieren lassen. Dabei kann sie den Dialog dadurch intensivieren, dass sie den Klienten sowohl in seiner Rolle als Oberhaupt als auch in der Rolle des ›Perfektionisten‹ doppelt.

Indem auf diese Weise der Hintergrund des Wächters deutlich wird, findet eine Annäherung statt. Der Klient beginnt, die Motive des Wächters zu verstehen und durch den Rollentausch auch zu erleben, wie dieser sich fühlt. Zugleich wird der Wächter weicher. Es wird möglich, zwischen dem Motiv (Schutz) und den Mitteln (rigider Perfektionismus) zu trennen, es entsteht ein Spielraum für Veränderung.

Auf ähnliche Weise kann auch die Annäherung an verletzte und verstörte Anteile geschehen.

> Theresa nähert sich einem verletzten Anteil, der im Hintergrund gestanden und während der ganzen Aufstellung nichts gesagt hat. Auf meine Aufforderung, sich dem Teil so gegenüberzustellen, wie es in diesem Moment passt, stellt sie sich einen Meter davor. Sie und die Stellvertreterin des Teils schauen sich lange schweigend an.
> *Theresa:* »Ich kenne dich gut, du bist schon so lange da!«
> *Stellvertreterin der Verletzten nickt und schweigt.*
> *Theresa (nach einer Pause):* »Ich hatte gehofft, dass du dich allmählich beruhigst, ich habe mich doch schon so viel um dich gekümmert!« (*Therapeutin:* »Wechsel«)
> *Theresa als Verletzte:* »Du wolltest immer nur, dass ich verschwinde, wirklich hören, wie es mir geht, wolltest du nie!«
> *Therapeutin doppelt das, was sie spürt:* »Und ich bin traurig, sehr traurig sogar.«
> *Theresa beginnt als Verletzte zu weinen:* »Das stimmt.«

Der Dialog schafft Kontakt zwischen dem Klienten und diesem Anteil. Die Therapeutin kann hier verschiedene Ziele fokussieren. Sie kann

- den inneren Dialog inszenieren, also die Art, wie Oberhaupt und Anteil miteinander im Alltag sprechen, auf die Bühne bringen. Dieser Dialog ist in der Regel nicht konstruktiv, sonst würde der Klient die Unterstützung der Aufstellung nicht brauchen. Ich nutze diese Möglichkeit dann, wenn der Klient in diesem Dialog sehr festgebissen ist und es schwer ist, eine andere Form des Gesprächs in Gang zu bringen. Dann muss zuweilen erst erfahrbar werden, wie quälend dieser innere Prozess ist, bevor schrittweise etwas Neues ausprobiert werden kann.
- die Beziehung zwischen Oberhaupt und Anteil in den Dialog bringen, also beiden vorschlagen, dem anderen zu sagen, wie es ihnen mit dem jeweils anderen geht. Hier wird meist deutlich, dass das Oberhaupt sich gequält und überfordert fühlt und dass der Anteil sich nicht gesehen, in seinem Anliegen verstanden und in seinem Einsatz gewürdigt fühlt.

Bei beiden Möglichkeiten wird das Beziehungsmuster zwischen dem Oberhaupt und seinem Anteil deutlich. Meist hat dieses Muster seine Wurzeln in frühen Beziehungserfahrungen des Klienten. Wir neigen dazu, verletzte innere Kinder so zu behandeln, wie unsere Eltern uns früher behandelt haben (s. o., S. 43). Wächter verhalten sich oft ähnlich wie früher die realen Eltern, denn sie haben ihre Strategien von diesen gelernt. Daher reagieren Klienten auf diese Wächter oft mit den gleichen Gefühlen wie früher auf ihre realen Eltern – sie haben also eine Elternübertragung auf einen eigenen inneren Anteil.

Wenn dieses Beziehungsmuster erlebbar geworden ist, dann kann die Therapeutin versuchen, eine andere Art von Kontakt zu ermöglichen und zu unterstützen, indem sie zum Beispiel

- den Anteil erkundet und nach seinen Motiven, Hintergründen und nach seiner Geschichte fragt

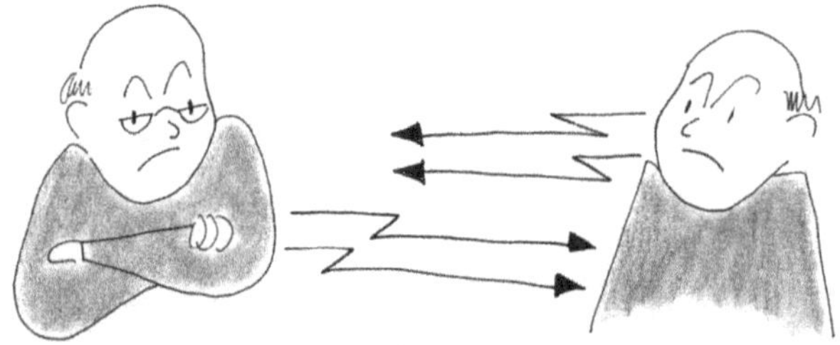

Inszenierung des inneren Dialogs

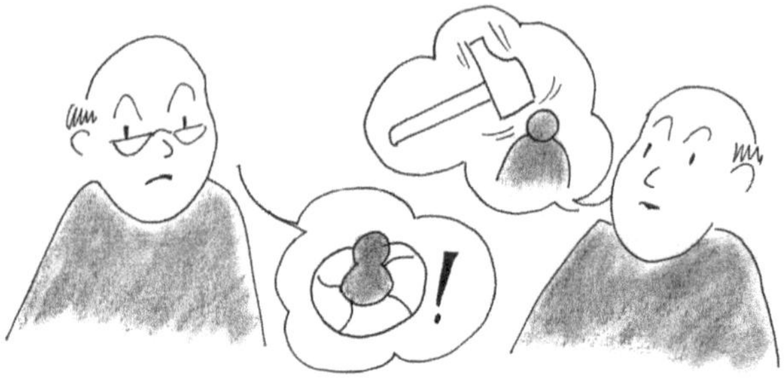

Dialog über die Beziehung, Metaperspektive

Abbildung 12: Zwei Formen des Dialogs zwischen Oberhaupt und Teammitglied

- die Not des Anteils zum Ausdruck bringt und anerkennt
- den Anteil in seiner guten Absicht würdigt
- in den Dialog bringt, was der Anteil vom Oberhaupt braucht
- in den Dialog bringt, was sich das Oberhaupt vom Anteil wünscht
- einen Dialog über Veränderungsspielräume anleitet. Dies ist erst dann sinnvoll und kann erst dann ertragreich sein, wenn vorher Raum für die Gefühle und Hintergründe des Anteils war und wenn sich dieser gewürdigt fühlt.

Methodisch kann die Therapeutin entweder selbst in einen Dialog mit dem Anteil eintreten oder doppeln. Wenn sie in einen direkten Dialog geht, dann macht sie sich selbst zur Gesprächspartnerin, der Anteil oder das Oberhaupt sprechen dann direkt mit ihr. Das kann sinnvoll sein, wenn sie in Ruhe Hintergründe erkunden will oder wenn der Dialog an einer Stelle hartnäckig hakt.

Therapeutin zu Joachim in der Rolle des Perfektionisten: »Mir fällt auf, wie hart du zu Joachim bist, fast als wolltest du ihn piesacken! Dabei bin ich sicher, dass du ihm im Grunde Gutes willst! Stimmt das?«
Joachim in der Rolle des Perfektionisten: »Ja, das stimmt.«
Therapeutin: »Wie kommt es dann zu dieser Härte?«
Joachim in der Rolle des Perfektionisten: »Der will mich doch nur loswerden! Wenn ich ihm auch nur einen Schritt nachgebe, dann hab ich verloren!«
Therapeutin doppelt: »Du willst mich doch nur loswerden! Darum glaube ich, dass ich mich nur mit äußerster Härte gegen dich behaupten kann! Stimmt das?«
Joachim in der Rolle des Perfektionisten: »Ja, das stimmt!«
Therapeutin doppelt: »Und du siehst gar nicht, was ich alles für dich tue!«
Joachim in der Rolle des Perfektionisten: »Genau! Und dabei verdankst du mir alles, was du erreicht hast, du bist erfolgreich nur durch mich!«
Therapeutin doppelt: »Und ich will, dass du das anerkennst!«
Joachim in der Rolle des Perfektionisten nickt. (Therapeutin: »Wechsel«*)*
Joachim wechselt in die Rolle des Oberhaupts und schweigt einen Moment. »Das verstehe ich. Aber deine Härte macht es mir wirklich schwer, dich zu würdigen! Ich habe Angst, dass du dann noch mächtiger wirst!«

Wenn die Therapeutin doppelt, dann tritt sie hinter den Prozess zurück und ermöglicht einen unmittelbaren Kontakt zwischen dem Klienten und seinem inneren Anteil. Wenn die Therapeutin sich als direkte Gesprächspartnerin einschaltet, verlangsamt sie. Doppeln dagegen intensiviert. Mit diesen beiden methodischen Möglichkeiten kann die Therapeutin daher den Prozess gut steuern. Die meisten Inhalte kann sie sowohl erfragen als auch doppeln.

Direkter Dialog: »Du beschützt Joachim also!«
Doppeln: »Ich beschütze dich!«
Direkter Dialog: »Warum machst du das?«
Doppeln: »Ich mache das, weil ...«
Direkter Dialog: »Was brauchst du von Joachim?«
Doppeln: »Und was ich von dir bräuchte ...«

Der Dialog zwischen dem Klienten und seinen inneren Anteilen ist die Kernmethode der Arbeit auf der Aufstellungsbühne, hier entsteht Kontakt, hier wächst Verständnis, hier kann Veränderung beginnen.

4.3.3 Anteile vom Oberhaupt abtrennen

Ein Hinweis für Fortgeschrittene: Genau genommen schummle ich bei dieser Vorgehensweise, wenn ich so tue, als würde ich mit dem Oberhaupt arbeiten. Das Oberhaupt steht seinen Anteilen per definitionem mitfühlend, neugierig und wohlwollend gegenüber und sucht den Kontakt mit diesen. Wenn daher der Klient oder die Klientin einem Anteil ablehnend begegnet, dann ist er in diesem Moment nicht in seiner Energie als Oberhaupt, sondern mit einem anderen Teil verschmolzen. Wenn Heike ihren schimpfenden Anteil »nörgelnden Giftzwerg« nennt, dann ist sie mit einem Teil identifiziert, der unter diesem Schimpfen leidet und der den schimpfenden Teil ablehnt. Als Oberhaupt wäre sie interessiert daran zu erfahren, warum sich dieser Teil so destruktiv verhält. Ebenso wenig begegnet Joachim seinem »Perfektionisten« als Oberhaupt, wenn er diesen zurückzudrängen versucht. Als Oberhaupt würde er zu verstehen suchen, warum diesem Anteil Perfektion so wichtig ist, könnte dessen gute Absicht und dessen Einsatz würdigen und diesen zugleich begrenzen.

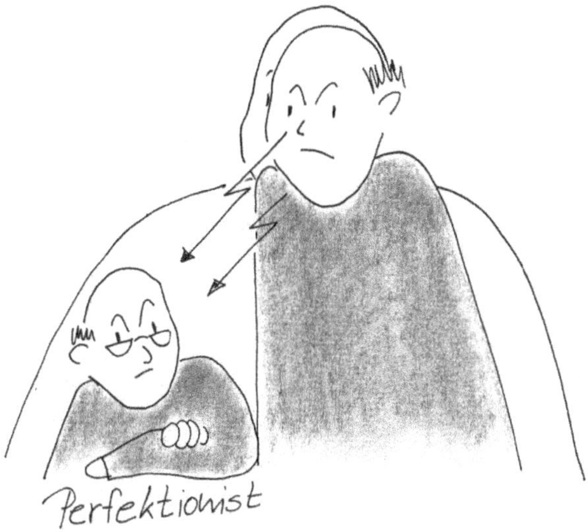

Abbildung 13: Wer ein Teammitglied ablehnt, ist nicht im Oberhaupt

Diese Verschmelzung kann ich auf der Bühne sichtbar machen, indem ich sie als solche benenne, mit dem Klienten herausarbeite, mit welchem Anteil er in dieser Ablehnung verschmolzen ist, und den Stellvertreter des Anteils dazustelle. Ich tue dies nur selten. Denn die Erfahrung zeigt: Wenn der Dialog mit dem Zielteil produktiv ist, dann lösen sich die Klienten von allein aus der Verschmelzung mit dem ablehnenden Teil. Wenn Motive und Hintergründe des »Giftzwergs« oder des »Perfektionisten« deutlich werden, wenn Gefühle und Bedürfnisse eines Verletzten sichtbar werden und damit Verstehen und Kontakt wachsen, dann tritt der ablehnende Teil gewissermaßen stillschweigend zurück, und der Klient kommt Schritt für Schritt mehr in seine Energie als Oberhaupt. Auch wenn ich also nicht explizit an der Verschmelzung arbeite, löst sie sich in den meisten Fällen auf.

Manchmal allerdings erweist sich die Verschmelzung als so hartnäckig, dass der Dialog mit dem Zielteil ins Stocken gerät. Dann wird hier ein neues Thema sichtbar, das in die Aufstellung einbezogen werden sollte.

Aufbruch ins Freie

Richard meldet sich direkt als Erster im Workshop zum Aufstellen – auf leise Weise energisch und zugleich eine Spur erschrocken über seine eigene Courage. Er müsse häufig weinen, wenn etwas sehr schön sei: wenn er beispielsweise sehe, wie eine Mutter sich liebevoll um ihr Kind kümmere oder eine Sportlerin, die ihm am Herzen liege, einen triumphalen Sieg einfahre. Aber dann komme ihm etwas dazwischen: er schäme sich dann für seine »sentimentale« Reaktion und erstarre innerlich. Bei der Erhebung von Richards Innerem Teams finden wir drei Anteile: Ein »Freudiger« ist so berührt von den schönen Szenen, dass ihm die Tränen kommen. Dieser wird von einem »Moralischen« radikal ausgebremst: Das sei ja nun wirklich peinlich, als Mann in Richards Alter wegen so einem Kleinkram zu heulen! Als Reaktion auf diesen Moralischen schneidet ein »Blockierer« Richard die Tränen und das Wort ab, er könne dann weder fühlen noch sprechen, nicht einmal mehr seiner Frau davon erzählen, was gerade in ihm vorgehe. Richard wirkt während der Erhebung sehr angestrengt und belastet.

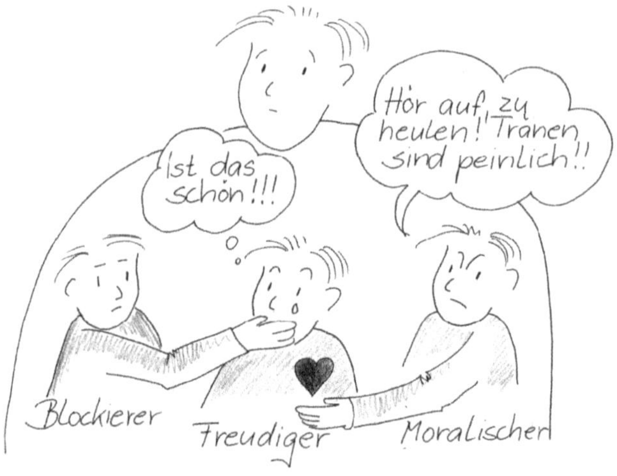
Ist das schön!!!
Hör auf, zu heulen! Tranen sind peinlich!!
Blockierer
Freudiger
Moralischer

Abbildung 14: Richards Inneres Team

Bei der Aufstellung wählt Richard für den Moralischen und den Blockierer die beiden größten und kräftigsten Männer der Gruppe aus. Zwischen und etwas hinter den beiden steht der Freudige, den Richard mit einer zarten und kleinen Frau besetzt. Im Spiel stehen die beiden Männer mit verschränkten Armen wie ein Riegel vor ihr, schirmen sie von der Kontaktlinie ab und reden gegen sie an. Die Frau versucht sich als Freudige mit angestrengter und forcierter Lebendigkeit zu behaupten, aber es ist deutlich, dass sie keine Chance hat, gegen die beiden anzukommen. Sie wird immer leiser und verstummt schließlich. Nun ist Ruhe auf der Bühne.

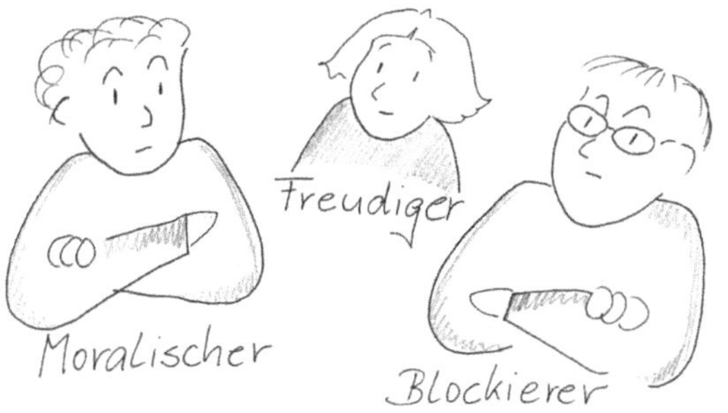

Abbildung 15: Richards Inneres Team auf der Bühne

Richard reagiert sehr bewegt: So sei es, die Freude habe keinen Raum, versuche sich angestrengt zu behaupten und versiege irgendwann. Wir wenden uns dem Moralischen zu, um zu erkunden, warum dieser die Freude so sehr bremse.

Richard schlüpft per Rollentausch in die Haut des Moralischen: »Es ist einfach peinlich, wenn Richard so rumheult – als erwachsener Mann, wegen so einem Quatsch, das geht doch gar nicht!!« (Rollentausch)

Richard schweigt als Oberhaupt einen Moment, er hat Tränen in den Augen. Dann sagt er: »Du setzt mir so sehr zu! Es ist, als wenn du mir die Luft zum Atmen nimmst, ich möchte Gefühle haben und auch zeigen dürfen, ohne dass du mich beschimpfst und umhaust!« (Rollentausch)

Richard als Moralischer: »Ja, dann hör halt auf zu heulen, dann wäre doch alles in Ordnung!« Es ist deutlich, dass die Traurigkeit ihn nicht erreicht.

Nach dem erneuten Rollentausch reagiert Richard als Oberhaupt wütend: »Verschwinde! Ich brauche dich und deine Tiraden nicht mehr!« Per Rollentausch erkunden wir die Wirkung. In der Rolle des Moralischen wird Richard nun ebenfalls wütend: so lasse er sich nicht wegschicken, er habe viel für Richard getan und diesen geschützt. Ich gehe nun in einen Dialog mit dem Moralischen und erkunde, warum dieser so hart reagiert, wenn Richard Gefühle zeigt. Er habe Richard »beim Überleben geholfen«, sei da gewesen, solange dieser denken könne. Bis vor drei Jahren sei sein Job einfach gewesen, denn bis dahin habe sich Richard Gefühle schlicht nicht erlaubt und es sei »Ruhe im Karton« gewesen. Aber dann habe Richard eine psychologische Weiterbildung begonnen und sich verändert. Auf einmal habe er »Gefühle haben wollen« – und seither habe der Moralische alle Hände voll zu tun, um diese ungewohnte Emotionalität zu bändigen.

Ich lasse Richard zurück in die Rolle des Oberhaupts wechseln. Als Oberhaupt reagiert Richard weiter wütend: Der Moralische habe ihn all die Jahre traktiert, er habe genug von diesem und wolle einfach nicht mehr von ihm beherrscht werden. Er solle endlich einsehen, dass er nicht mehr gebraucht werde, und in Rente gehen! Auch mit meiner Unterstützung ist es ihm nicht möglich, den Schutzimpuls des Moralischen zu sehen, sodass der Dialog zwischen beiden in Härte und Kontaktlosigkeit stecken bleibt. Ich frage Richard, welcher Anteil in ihm so wütend auf den Moralischen sei, und Richard nennt diesen Anteil den »Beleidigten«. Ich bitte ihn, für diesen Anteil einen Stellvertreter auszusuchen und ihn mit aufzustellen. Richard wählt eine zarte, schmale Frau, die er zwischen den Blockierer und den Freudigen stellt.

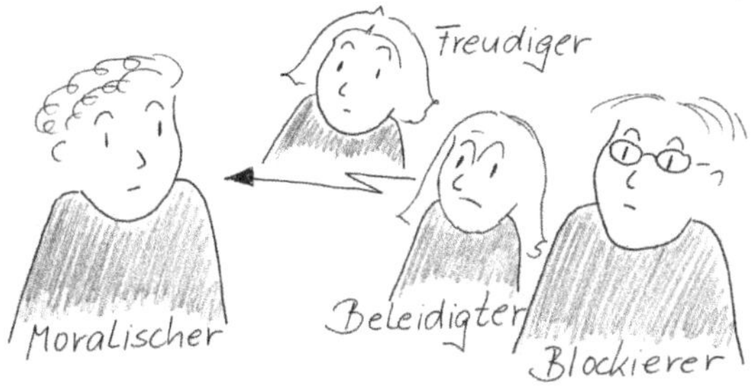

Abbildung 16: Das erweiterte Bild

Nachdem die Wut ihren Platz auf der Bühne gefunden hat, wird eine Annäherung zwischen Oberhaupt und Moralischem möglich. Richard würdigt nun als Oberhaupt, dass der Moralische lange sehr wichtig gewesen sei, und sagt diesem, dass er ihn heute nicht mehr brauche – er sei erwachsen und könne sich anders schützen. Würdigung und Bitte kommen an, der Moralische ist nun bereit, einen Schritt zurückzutreten. Als Resonanz darauf fühlen sich die Stellvertreter des Freudigen und des Blockierers entlastet. Der Beleidigte will gesehen werden und ist unzufrieden mit seinem Namen. Wir erkunden auch diesen Anteil im Rollentausch.

Richard als Beleidigter: »Ich bin so lange eingesperrt gewesen, ich könnte platzen! So lange war kein Raum für Lebendigkeit, der da (zeigt auf den Moralischen) hat uns richtig gequält! Und jetzt will Richard einfach so weitermachen, als sei nichts gewesen! Das geht nicht, das geht gar nicht, da mach ich nicht mit!« (Rollentausch)

Richard als Oberhaupt: »Ja, das stimmt schon, aber ich will daraus nun kein großes Ding machen. Wir haben das geklärt, jetzt lass es gut sein und lass es so stehen.«

Ich benenne, wie stark Richard als Oberhaupt diesen kraftvollen wütenden Anteil heruntermoderiere. Bislang hatte ich Richard als leisen, freundlichen Mann erlebt – in der Rolle des wütenden Anteils hatte er eine Vitalität und Lebendigkeit gezeigt, die ich zuvor nicht an ihm erlebt hatte. Mir schien, dass ihm diese Energie guttun würde – und dass er diese sofort wieder bremse. Ich fragte ihn, ob er wütend sei, anderen sagen könne, was er wolle und was nicht, ob er sich wehren könne, wenn ihm jemand nicht guttut? Eher nicht.

Therapeutin: »Der kann das alles – der kann ärgerlich sein, der kann sich abgrenzen, der kann Konflikte eingehen und sagen, was ihm nicht passt. Der ist ähnlich vital wie die Freude, und ich glaube, ein kostbares Teammitglied.«

Vom Freudigen und aus dem Zuschauerraum kommt deutliche Resonanz, eine Welle der Zustimmung scheint durch die ganze Gruppe zu gehen. Richard schaut den wütenden Teil lange an, und es ist, als würde er sich aufrichten. Er wirkt jetzt lebendiger, klarer und offener. Das stimme. Ich lade ihn ein, das dem wütenden Teil zu sagen, und Richard findet bewegende Worte dafür, wie wenig er sich bislang Wut und Abgrenzung erlaubt habe und wie gut es sei, diese Energie und diese Lebendigkeit zu sehen und zu spüren.

In der Resonanzrunde reagiert die Stellvertreterin des Freudigen mit Erleichterung auf den wütenden Anteil: mit diesem neben sich könne sie größer werden und wachsen. Die Stellvertreter des Moralischen und des Blockierers haben Bedenken: Dieser Teil sei durchaus gefährlich und dürfe nicht ungebremst in die Welt hinaus! Richard stellt sein Inneres Team nun um und gibt dabei allen neue Namen. Aus dem Moralischen wird ein »Beobachter«, der darauf achtet, wie Richard auf andere wirkt, aus dem Blockierer ein »Wächter«, der dafür sorgt, dass Richard nach außen hin nicht zu viel von sich zeigt und sich damit in Schwierigkeiten bringt. Und den wütenden Teil nennt Richard nunmehr die »Kraft«. Im Schlussbild stehen Lebensfreude und Kraft mit dem Gesicht nach vorne zur Kontaktlinie, an beiden Seiten von den Wächtern flankiert und geschützt. So sind alle zufrieden.

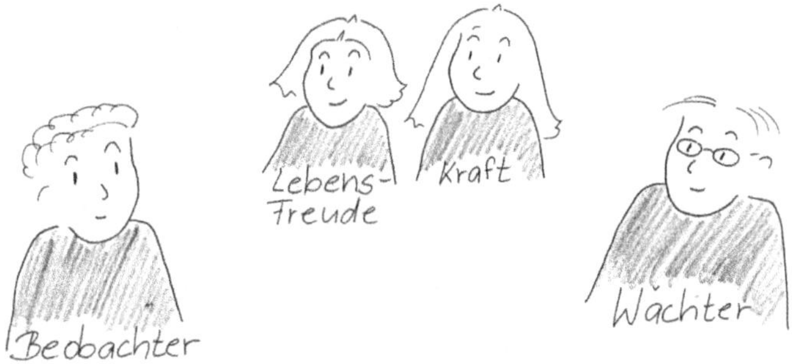

Abbildung 17: Eine neue Aufstellung

Richard wirkt gelöst und entlastet und sehr viel lebendiger als zu Beginn. In der Morgenrunde am nächsten Tag berichtet er von einem intensiven Traum, in dem es um Freiheit und die Entdeckung eines neuen Raumes geht.

Die Separierung der Wut hat ein wichtiges neues Thema deutlich gemacht: nämlich Richards Abspaltung von Kraft und gesunder Aggressivität. Insofern kann es sehr fruchtbar sein, implizit wirksame Anteile aufzuspüren und zu separieren. Wenn die Therapeutin dies zu konsequent und zu oft macht, besteht jedoch die Gefahr, dass Muster und klare Linien in der Fülle der Details verloren gehen und die Aufstellung an Prägnanz verliert. Beispielsweise hätte man auch schauen können, welcher innere Anteil Richard dazu verleitet hat, die Wut herunterzuregulieren. Dies jedoch hätte weggeführt von der Begegnung mit seiner Kraft und Wut und damit einen wichtigen Prozess unterbrochen.

4.3.4 Traumatherapeutische Elemente

Wenn Menschen traumatische oder tief verstörende Erfahrungen machen, die sie nicht verarbeiten können, dann können innere Anteile in diesem Erleben stecken bleiben (siehe Kumbier 2013, S. 38–66). Diese Anteile frieren gewissermaßen in der Zeit ein. Sie bekommen nicht mit, dass die Situation vorbei ist und der Mensch diese überstanden und überlebt hat. Sie wissen nicht, dass die Situation heute anders ist, dass der Mensch heute erwachsen ist, sich schützen kann, Freunde hat und nicht mehr abhängig ist von den Menschen der damaligen Zeit. Das ist in der Imagination und auf der Aufstellungsbühne eindrücklich zu erleben. Die verletzten und ängstlichen Anteile wissen nicht, dass der Schrecken lange vorbei ist, die Wächter wissen (wie Richards »Moralischer«) nicht, dass es das verletzte und ohnmächtige Kind, das sie schützen, schon seit vielen Jahren nicht mehr gibt, dass der Erwachsene ihren Schutz in dieser Form nicht mehr braucht und dass ihre Strategien ihm schaden.

»Traumatisch« wirken Ereignisse, welche die Verarbeitungskapazität eines Menschen gravierend überschreiten und die ihn ohne Schutz und Trost durch andere Menschen einem unerträglichen Maß an Angst, Schrecken und Ohnmacht aussetzen. Diese Erfahrungen erschüttern das Grundvertrauen: das Vertrauen darin, dass die Welt ein hinreichend sicherer und guter Ort ist, das Vertrauen, dass wir Schutz und Trost bei anderen Menschen finden und Menschen vertrauen können, und nicht zuletzt auch das Vertrauen, dass wir selbst der Welt gewachsen sind.

Das katholische Flüchtlingskind

Gudrun Zabel hat ihr Berufsleben damit verbracht, ein Heim für Jugendliche aufzubauen und zu leiten, die durch alle Raster des Sozialstaats gefallen waren. In dieser Arbeit ist sie hoch angesehen: anerkannt beim Jugendamt, respektiert und gemocht bei den Mitarbeitern und geliebt von den Jugendlichen, für die sie in ihrer warmherzig-ruppigen Art eine Ersatzmutter ist. Gudrun liebt ihre Arbeit, inzwischen allerdings sei sie vollkommen erschöpft und leide unter schwerwiegenden Überlastungssymptomen. Ein erster Herzinfarkt habe ihr deutlich gemacht, dass sie dringend etwas ändern müsse – aber sie schaffe es einfach nicht.

Bei der Erhebung ihres Inneren Teams zu der Frage, wie sie ein passendes Lebenskonzept für sich finden könne, meldet sich als Erstes die »Erschöpfte«. Sie könne nicht mehr, es sei alles zu viel

und Gudruns Lebenstempo sei der helle Wahnsinn. Alle wollten etwas von ihr – und sie wolle eigentlich nur noch in Ruhe gelassen werden und »chillen«. Als unmittelbare Reaktion darauf melden sich eine »Mrs Bingo« und eine »sorgende Mutter«, die beide sehr an Gudruns Arbeit hängen. Mrs Bingo hat noch viele Ideen und viel vor und sieht Gudrun keinesfalls schon auf dem Altenteil. Die sorgende Mutter kümmert sich mit viel Engagement und Leidenschaft um die ihr anvertrauten Kinder, um die Mitarbeiter des Heimes, auch um Gudruns Familie. Gudrun werde gebraucht! Es gebe wenige Einrichtungen, in denen die Jugendlichen so im Mittelpunkt stehen, und ein Nachfolger sei noch nicht in Sicht. Die »Erfolgreiche« ist stolz auf Gudruns Lebenswerk und möchte damit gesehen werden – hat allerdings auch den Eindruck, dass sie gesehen wird und von Gudrun hinreichend anerkannt wird.
Nachdem diese vier Anteile auf dem Papier erschienen sind, überlegt Gudrun länger. Es gebe noch einen Anteil. Dieser habe wirklich Angst davor, dass Gudrun weniger arbeiten oder gar die Leitung der Einrichtung irgendwann abgeben könne. Es sei so, als würde sich dieser dann ganz nackt fühlen und Angst bekommen,

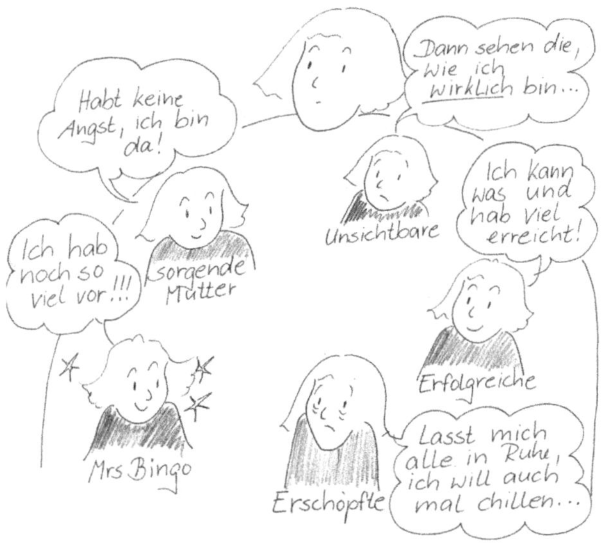
Habt keine Angst, ich bin da!
Dann sehen die, wie ich wirklich bin...
Unsichtbare
Ich kann was und hab viel erreicht!
Ich hab noch so viel vor!!!
sorgende Mutter
Erfolgreiche
Mrs Bingo
Lasst mich alle in Ruhe, ich will auch mal chillen...
Erschöpfte

Abbildung 18: »Wie kann ich ein passendes Lebenskonzept für mich finden?«

dass die anderen sehen, wie Gudrun wirklich sei – was für diesen Anteil eine schreckliche und sehr beschämende Vorstellung sei. Da Gudrun diesen Teil nicht wirklich zu fassen bekommt, nennt sie ihn vorläufig die »Unsichtbare«.
In der Aufstellung stellt Gudrun die Erfolgreiche und Mrs Bingo ganz nach vorne – diese beiden hätten sehr viel Energie und seien das, was die Welt von ihr sehen würde. Hinter den beiden steht die Erschöpfte, die sich beim Eindoppelten von einer sehr resignierten (»Mir hört hier eh keiner zu«) zu einer kraftvollen und wütenden Stimme wandelt, die Gudrun mit Nachdruck zu mehr Selbstfürsorge auffordert: »Was muss denn noch passieren, bevor du den Schuss hörst? Wenn du so weitermachst, dann springst du bald in die Kiste!« Die Unsichtbare steht ganz hinten. Auffällig ist, dass Gudrun für die Unsichtbare den größten und kräftigsten Teilnehmer als Stellvertreter gewählt hat, sodass diese keineswegs unsichtbar ist, sondern alle überragt.

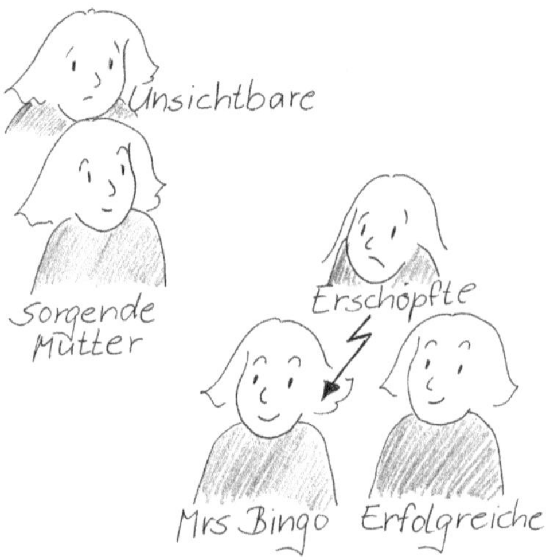

Abbildung 19: Die Aufstellung

Während der Spielphase wird schnell deutlich, dass die vier vorderen Anteile sich mühelos auf ein neues Lebenskonzept einigen könnten. Die Erfolgreiche findet, dass Gudrun wirklich genug

Meriten erworben habe: sie sei hoch angesehen und es sei dran, dass Gudrun weniger arbeite und allmählich beginne, Nachfolger aufzubauen und schrittweise abzugeben. Mrs Bingo hätte damit noch genug Raum für ihre Energie und Ideen, die Mutter hat genug zu sorgen (und der Hinweis der Erschöpften, dass es dran sei, auch besser für Gudrun zu sorgen, scheint ihr einzuleuchten). Alle drei sind bereit, dem Wunsch der Erschöpften nach einer gründlichen Erholungszeit nachzukommen – wenn diese im Gegenzug darauf verzichte, Gudrun auf direktem Weg aufs Altenteil zu schicken.

Die Unsichtbare sagt während der gesamten Spielphase fast kein Wort. Zugleich geht von ihr eine Kraft aus, die alle anderen nach hinten zieht und festhält. Es ist deutlich, dass sie verhindern wird, dass Gudrun wirklich kürzertritt. Gudrun hat große Angst vor dieser Unsichtbaren. Wenn sie sich dieser nähere, dann werde sie von der Angst und der Trauer, die diese mit sich herumtrage, so sehr überflutet, dass sie nicht mehr klar denken könne. Ich schlage vor, dass sie den Abstand sucht, der es ihr möglich mache, dem Teil gegenüber erwachsen zu bleiben und dem Teil von dort aus zu sagen, wie es ihr mit ihm gehe.

Es entsteht ein Dialog zwischen Gudrun und dem Stellvertreter der Unsichtbaren (auf einen Rollentausch verzichten wir zunächst, weil Gudrun zu viel Angst vor diesem Anteil hat und es daher wichtig ist, dass sie sich in kleinen Schritten annähern kann). Gudrun sagt der Unsichtbaren, wie viel Angst sie vor ihr habe: Am liebsten wäre es ihr, diese würde verschwinden. Der Stellvertreter antwortet als Unsichtbare, dass er nicht verschwinden werde, dass er zu Gudrun gehöre, auch wenn er nicht wisse, woher er komme. Aber Gudrun brauche keine Angst vor ihm zu haben. Er habe zwar Angst und sei traurig, aber diese Angst nehme in dem Moment ab, wo Gudrun sich ihm zuwende. Gudrun ist während dieses Dialogs langsam näher gekommen. Als ich sie frage, ob sie nunmehr in die Haut der Unsichtbaren schlüpfen möchte, ist sie dazu bereit. Gleichwohl krümmt sie sich auf dem Platz der Unsichtbaren förmlich in sich zusammen, und es ist deutlich, wie belastend sie die Angst und die Traurigkeit dieses Anteils empfindet. Ich bitte den Stellvertreter, der nun für Gudrun auf dem Platz des Oberhaupts steht, Gudrun in der Rolle der Unsichtbaren den Kernsatz der Traumatherapie zu sagen: »Es war ganz schlimm – und es ist vorbei.« Ich frage Gudrun in der Rolle, ob das stimmt, und sie nickt. Der Stellvertreter wiederholt den Satz mehrmals, und Gudrun entspannt sich allmählich in der Rolle der Unsichtbaren.

Sie wisse jetzt, wer das sei: »das katholische Flüchtlingskind«, das nach dem Krieg in einer sehr orthodox katholischen Familie in einer gleichermaßen orthodoxen evangelischen Gegend aufgewachsen war. Zerrieben zwischen feindselig ausgetragenen Glaubenszwisten, hin- und hergerissen zwischen der Angst, in die Hölle zu kommen, wenn sie vom wahren Glauben abfiele, und der Angst, von den Mitschülern ausgeschlossen und gequält zu werden. Sie habe immer kämpfen müssen und zugleich keine Chance gehabt: »Gibt es einen Behindertenausweis für Katholisch-Sein?«

Es wird deutlich, dass Gudrun stellvertretend für dieses verlorene Mädchen ihr Berufsleben lang für Jugendliche gesorgt hat, die es ähnlich schwer hatten und ähnlich kämpfen mussten wie sie damals. Gudrun habe damals gekämpft, um sich durch Leistung und Einsatz einen Platz in einer Welt zu erobern, die ihr feindlich gegenüberstand. Die anderen Mitglieder in Gudruns Innerem Team wussten, dass Gudrun lange einen sicheren Platz gefunden hat und dass sie heute nicht mehr in einer ihr feindlichen Welt lebt. Das unsichtbare Mädchen jedoch wusste es nicht, und die alte Angst wurde wach, sobald Gudrun versuchte, weniger zu kämpfen.

Den Nachhall von Fluchterfahrungen und Kriegserfahrungen, auch Kriegserfahrungen der Eltern, finden wir in Aufstellungen häufig – was mir kein Wunder scheint. Die Herrschaft der Nationalsozialisten, Krieg, Bombardierungen und Flucht haben mehrere Generationen der kriegsbeteiligten Nationen zu Tätern und zu Opfern gemacht und diese geprägt, verstört und häufig traumatisiert. Wir wissen inzwischen, dass traumatische Erfahrungen an Kinder und Kindeskinder weitergegeben werden (z. B. Radebold, Bohleber & Zinnecker 2008, Huber & Plassmann 2012, Rauwald 2013) und dass wir die Spuren dieser Erfahrungen im Inneren Team unserer Klienten finden (Kumbier 2013, S. 44 ff.).

Zugleich gibt es sehr unterschiedliche Erfahrungen, die einen traumatischen Vertrauensverlust auslösen können: Misshandlungen, Gewalt, Missbrauch, Vergewaltigung, Folter, Krieg, schwere Unfälle und Naturkatastrophen, also alles, was wir unter den Begriff »Trauma« zu fassen gewohnt sind. Aber auch chronische Vernachlässigung, frühe Krankenhausaufenthalte, das Leben mit schwer depressiven oder traumatisierten Eltern, frühe Beziehungsabrisse, schwere Demütigungen oder Erfahrungen des Ausgegrenztseins können dazu führen, dass innere Anteile einfrieren und wir in alten Gefühlen und alten Abwehrstrategien stecken bleiben. Da die Anlässe dafür so vielfältig sind, gehe ich davon aus, dass nahezu jeder Mensch solche Anteile in sich hat, und so begegnen wir diesen in Aufstellungen sehr häufig.

Gebremste Lebenslust – Teil 2

Heike Augustin (siehe S. 61 f.) stellt in der Aufstellung Profi und Powerfrau ganz nach vorne direkt in die Mitte, beide Stellvertreterinnen benennen dies später als »Durchmarschposition«. Auf der linken Seite werden die beiden flankiert von Mutter und Partnerin. Leicht nach rechts versetzt hinter den beiden (sodass man ihn von vorne aus noch sehen kann) steht mit Blickrichtung zur Mitte die Finanzministerin – direkt gegenüber die Lebensfrohe. Direkt hinter diese stellt Heike den Giftzwerg, ein Stück nach rechts versetzt und noch weiter nach hinten die Ängstliche.

In der Aufstellung mühen sich Profi und Powerfrau, das Team energievoll und beschwingt nach vorne zu ziehen (»Lass uns das machen! Das wird gut und Heike kann das!«). Die Lebenslustige versucht mitzumachen, ihre Energie scheint jedoch geradezu zu versiegen. Von links und von recht kommen die Bedenken von Mutter und Partnerin auf der einen und Finanzminister auf der

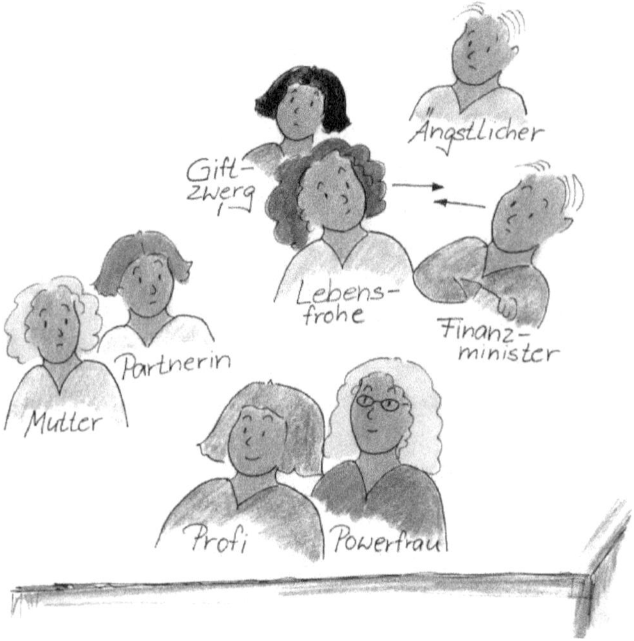

Abbildung 20: Gebremste Lebenslust

anderen Seite. Die Ängstliche sagt wenig und findet kein Gehör, der Giftzwerg spricht gar nicht. Insgesamt ist die Stimmung sehr angestrengt, und Energie und Zuversicht der beiden vorderen Stimmen wirken forciert und bemüht.

Als ich Heike frage, woran sie beim Zusehen hängen bleibe, ist ihr vor allem an die Nieren gegangen, wie die Energie und Lebenslust der Lebensfrohen zusehends versiegten. Darin finde sie ihr Lebensgefühl wieder. Und es sei schrecklich gewesen, wie angestrengt die Energie der Powerfrau und des Profis gewirkt hätte. Das hätte sie vorher so nicht erwartet – aber es stimme.

In der Rückmelderunde der Stellvertreter ergibt sich auf die Frage »Wie ist es dir gegangen« folgendes Bild:

- Profi und Powerfrau sagen übereinstimmend, sie hätten sich sehr einsam gefühlt, sich sehr anstrengen müssen und seien gleichwohl fast wirkungslos geblieben;

- Mutter und Partnerin: »ungehört, unverbunden, unlebendig«;
- die Finanzministerin: »Ich bin zwar wichtig, aber um mich geht es hier überhaupt nicht«;
- Lebenslustige: »Ich bin eingefroren und darf nicht lebendig sein«;
- Ängstliche: »einsam und unbeachtet«;
- der nörgelnde Giftzwerg: »Ich weiß nicht, wer ich bin.«

Auf meine Frage, wo sie gerne einsteigen würde, nennt Heike die Lebenslustige und den Giftzwerg. Die Erste fehle ihr so und sie hätte so gerne deren Lebendigkeit. Und am Giftzwerg käme sie wohl nicht vorbei, dieser sei sehr mächtig. Ich stimme ihr zu und schlage vor, mit dem Giftzwerg zu beginnen, weil auch mir dieser als Schlüsselfigur erscheine – das könne allerdings tief gehen. Heike ist einverstanden, und zusammen gehen wir zum Giftzwerg. Ich bitte sie, sich in dem Abstand, der für sie passt, vor diesen hinzustellen. Heike hat Angst vor diesem Anteil und ist zugleich froh, diesem endlich ins Auge schauen zu können. Per Rollentausch steigen wir in den Dialog ein. Heike sagt dem Anteil, wie sehr er sie bremst und wie sehr sie darunter leidet, und bittet den Teil, ihr zu sagen, warum er da ist. Es wird deutlich, dass der Teil das nicht unmittelbar weiß und dass er Heike schützt. »Ich verhindere, dass etwas Schreckliches passiert.«
Wir bleiben eine ganze Weile in dem Dialog und in diesem Kontakt zwischen Heike und dem Teil. Es scheint, dass wir an diesem Punkt nicht weiterkommen, und ich bin schon dabei abzurunden, als ich sehr plötzlich unglaublich traurig werde. Heike ist in der Rolle des Giftzwergs, und ich dopple sie: »Und ich bin auch ganz entsetzlich traurig.« Heike beginnt zu weinen: das stimme, aber sie wisse gar nicht warum. Ich ermutige sie, bei diesem Gefühl zu bleiben, und ebenso plötzlich, wie die Traurigkeit kam, kommt nun die Erinnerung: »Es ist wirklich etwas ganz Schreckliches.« Weinend erzählt Heike, dass ihre Mutter einen Suizidversuch gemacht habe, als Heike 10 Jahre alt war. Dieser Suizidversuch sei bis heute ein Tabu in der Familie, sie habe erst davon

erfahren, als sie erwachsen gewesen sei. Als Kinder hätten sie und ihr Bruder nur den Krankenwagen gesehen, die Verstörung und das Entsetzen der Erwachsenen gespürt und gemerkt, dass sie nicht fragen durften, was denn mit der Mutter sei. Aber dass die Mutter »traurig« war, sehr traurig sogar, das war deutlich, und Heike gab sich die Schuld daran, wie es Kinder so häufig tun: »Ich war zu lebendig und zu anstrengend, und das hat die Mutter nicht ausgehalten.« Daher bremste dieser Anteil, der in der Erinnerung an den Suizidversuch der Mutter eingefroren war, Heikes Lebendigkeit und Lebenslust aus.

Nachdem Heike wieder etwas zur Ruhe gekommen ist, gehen wir für einen Abschluss noch einmal auf die Bühne zurück. Heike geht erneut in die Rolle des bremsenden Anteils und gibt diesem (mit meiner doppelnden Unterstützung) einen neuen Namen: »Ich bin die 10-Jährige. Ich habe geglaubt, dass ich schuld war, weil ich zu lebendig war. Darum habe ich aufgepasst und dich in deiner Lebendigkeit gebremst, damit so etwas nie wieder passiert.« In der Rolle des Oberhaupts anerkennt Heike die Not dieses Teils: es sei schrecklich gewesen, so allein zu sein mit der Angst. Und sie sagt ihm, dass Heike nicht schuld gewesen sei, sondern dass dies das Thema der Mutter gewesen sei. Er müsse nicht mehr aufpassen. In der Rolle des bremsenden Anteils reagiert Heike einerseits sehr erleichtert und bewegt, zugleich ist deutlich, dass es eine Weile dauern wird, das wirklich zu glauben, zu fühlen und loslassen zu können.

Die anderen Teammitglieder reagieren berührt und erleichtert. Die Frontfrauen melden zurück, dass sie sich nun nicht mehr nach hinten gezogen würden und sich freier und kraftvoll fühlen: »Nun kann es wirklich losgehen!« Die Lebenslustige fühle sich weniger festgebannt. Sie bekomme eine Ahnung von Freiheit, Leichtigkeit und Lebendigkeit, merke aber auch, dass noch ein Stück Weg zu gehen sei. Mutter, Partnerin und Finanzministerin berichten übereinstimmend, dass sie sich beruhigt hätten, ihr Anliegen sei in den Hintergrund getreten. Die Ängstliche merke, dass ihre Angst abnehme, wenn der bremsende Teil versorgt

werde – aber es sei wichtig, dass Heike sich irgendwann auch um sie kümmere.
Die Gruppe ist sehr bewegt und berührt. Es gibt viel Mitgefühl für Heike, einige Teilnehmer erzählen von ähnlich einschneidenden biografischen Erfahrungen und den Wirkungen auf ihr heutiges Leben.

In der Arbeit mit Anteilen, die in einer verstörenden oder traumatischen Situation eingefroren sind, sind traumatherapeutische Ansätze hilfreich. Wichtig ist, dass der Anteil

- in seinem Erleben gewürdigt wird: »Es war schlimm!«
- erfährt, dass die Situation vorbei ist: »Es ist vorbei, und du hast es überlebt!«
- hört, dass es nicht an ihm lag: »Du warst nicht schuld!«
- in seiner Strategie der Bewältigung gewürdigt wird, selbst wenn diese heute destruktiv ist: »Damals war es die einzige Möglichkeit!«
- hört, sieht und spürt, was heute anders ist: »Heute bin ich erwachsen, heute kann ich mich schützen, heute bin ich nicht allein und nicht ausgeliefert. Heute weiß ich, dass ich nicht schuld war.«

Insgesamt geht es darum, dass der Anteil merkt, dass er heute nicht mehr schutzlos und allein ist, dass er schrittweise in der heutigen Realität des Klienten ankommen und Vertrauen zum Oberhaupt fassen kann.

Dabei ist von zentraler Wichtigkeit, dass die Annäherung an traumatisierte und tief verstörte Anteile behutsam geschieht und die Klientin nicht überfordert. Es soll und darf nicht dazu kommen, dass die Klientin (wie im Ursprungstrauma) von diesen Gefühlen überwältigt wird und es zu einer Retraumatisierung kommt. Die Therapeutin muss daher sehr genau einschätzen, ob es für die Klientin eine Entlastung wäre zu merken, dass sie sich diesem Anteil heute, als Erwachsene, und im Schutz der Gruppe nähern kann, oder ob die Angst und die derzeitigen Bewältigungsmöglichkeiten noch zu groß sind. Drexler spricht von einer »Prozesssteuerung … ›hart an der Abwehrschranke‹ entlang« (Drexler 2015, S. 67 f.). Die Therapeutin kann den Prozess dadurch steuern, dass sie die Klientin auffordert, den aktuell richtigen Abstand zu diesem Anteil zu finden: so nah, dass ein Kontakt entsteht, und so weit entfernt, dass sie in diesem Kontakt erwachsen und stabil bleiben kann. Solange die Klientin in der Annäherung an einen Anteil nicht stabil ist, wäre ein Rollentausch kontraindiziert und gefährlich, weil dieser sie mitten in die ängstigenden und überwältigenden Gefühle hineinschicken würde. Hier ist es wichtig, die Klientin im Oberhaupt zu stabilisieren und zu unterstützen und mit dem Stellvertreter in der Rolle des Anteils zu arbeiten. Erst wenn die Klientin emotional auf sicherem Boden steht und sich die Therapeutin auch ihrer Beziehung zur Klientin sicher ist, kann (wie bei Gudrun Zabel, S. 115) ein Rollentausch in Betracht gezogen werden.

Ziel ist, dass ein tragfähiger emotionaler Kontakt zwischen der Klientin und diesem Anteil entsteht – auf dem Niveau, das zu diesem Zeitpunkt möglich ist. Der Anteil braucht Raum und Anerkennung für seine Gefühle, er muss Angst haben und traurig sein dürfen. Ebenso ist es wichtig, dass ein verletzter Teil in Kontakt mit den anderen Teammitgliedern kommt. Meist sind verletzte Anteile isoliert und weggesperrt, das heißt: Sie sind weiterhin allein und fühlen sich ungeschützt. Kontakt zum Oberhaupt und Kontakt zu anderen inneren Anteilen bieten Schutz und Trost, holen sie aus der Erstarrung heraus und helfen ihnen, in der heutigen Gegenwart anzukommen. Dieser Kontakt entsteht in den Runden, in welchen die Stellvertreter der anderen Teammitglieder darauf reagieren können, was der verletzte Anteil sagt und von sich zeigt. Auf diese Weise kann er einen Platz in einer neuen und anderen Aufstellung des Inneren Teams finden.

Wichtiger als ein perfektes Lösungsbild ist dabei, dass die einzelnen Schritte realistisch und nachhaltig sind. Die wesentlichen Sätze müssen oft mehrmals fallen, und es ist wichtig, achtsam zu schauen, wie diese Sätze bei dem verletzten Teil ankommen: hört er sie oder dissoziiert er? Reagiert er mit Erleichterung auf das, was gesagt wird (»Du warst nicht schuld! Heute ist es anders!«), oder braucht er lange, um das glauben zu können, hat er Zweifel? Und wie reagiert er auf die Art, wie der Klient, die Klientin sich an ihn annähert? Die Annäherung an einen sehr verletzten Anteil ist oft nur schrittweise möglich. Und ein Satz wie »Ich sehe, dass du mich als Oberhaupt brauchst, aber ich habe Angst und kann mich nur in kleinen Schritten annähern« ist sehr viel sinnvoller als eine formal perfekte Umarmung, welche der Klient noch gar nicht tragen kann. Wir können unseren inneren Anteilen nichts vormachen, sie wissen, was stimmt und was nicht! Eine Aufstellung kann Schritte ermöglichen und eine neue Perspektive aufzeigen, und sie kann (und das ist das Wichtigste) Kontakt schaffen. In 90 Minuten Lebensthemen auflösen, das kann sie nicht.

4.3.5 Fehlende Anteile

Zuweilen wird auf der Bühne deutlich, dass ein entscheidender innerer Anteil auf der Bühne fehlt.

Die Schwester

Nicola Hofer ist klein, energisch und das, was man eine Karrierefrau nennt. Sie ist Abteilungsleiterin in einem großen Unternehmen und darin erfolgreich und anerkannt. In einer Fortbildung zum Inneren Team möchte sie sich eine schwierige Situation mit ihrer Schwester Andrea anschauen. Andrea sei vier Jahre älter als Nicola und habe im Gegensatz zu dieser wenig hinbekommen. Nach der Realschule habe Andrea eine Ausbildung zur Krankenschwester gemacht, in diesem Beruf aber aus gesundheitlichen Gründen nicht gearbeitet. Sie lebe seit Langem am Existenzminimum und habe immer wieder berufliche Pläne, die Nicola für vollkommen unrealistisch halte und die auch tatsächlich nie klappen würden. Vor zwei Jahren habe sich der Ehemann von Andrea getrennt, seither entwickle diese offenbar ein deutliches Alkoholproblem.
Andrea rufe immer wieder bei Nicola an, weine und klage, bitte manchmal um Hilfe – aber vor allem um Gehör. Nicola sei zu-

nehmend genervt, zumal Andrea bei diesen Telefonaten häufig angetrunken wirke. Das sei ihr schwer erträglich, auch vor dem gemeinsamen familiären Hintergrund der beiden Schwestern: der Vater sei Alkoholiker gewesen, solange sie denken könne, die Mutter habe immer dafür gesorgt, dass niemand etwas merke, und die Kinder dazu angehalten, nichts nach außen dringen zu lassen. Ihr Elternhaus sei von vielen Krisen geprägt und insgesamt »eher desolat« gewesen. Nicolas Frage in der Aufstellung ist, wie sie sich angemessen von ihrer Schwester abgrenzen könne.

In der Aufstellung ergibt sich folgendes Bild:

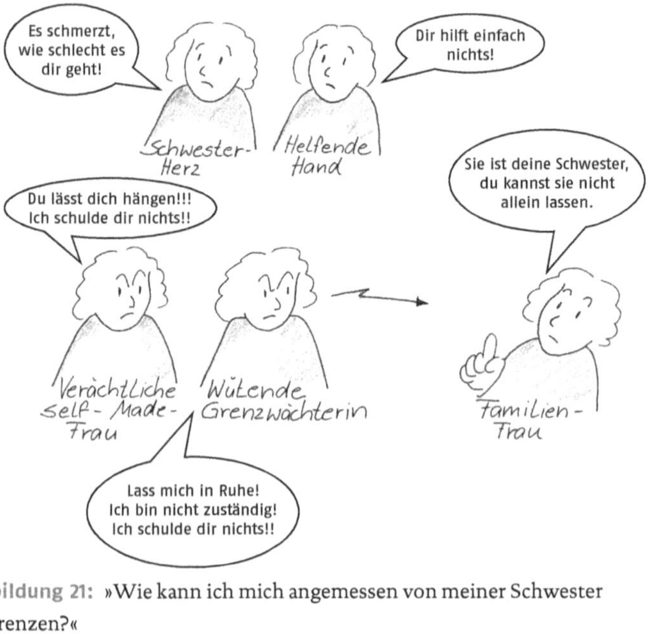

Abbildung 21: »Wie kann ich mich angemessen von meiner Schwester abgrenzen?«

Im Bühnenhintergrund stehen dicht nebeneinander das »Schwesterherz«, das Andrea gern hat und dem es wehtut zu sehen, wie schlecht es dieser gehe, und die »helfende Hand«. Dieser Anteil habe sehr viel versucht, um Andrea zu helfen, sei damit aber gänzlich wirkungslos geblieben. Diese beiden Anteile seien früher sehr stark und weit vorne gewesen, sie hätten aber jetzt resigniert: der Schwester sei einfach nicht zu helfen! An der Kontaktlinie stehen nunmehr zwei sehr abgegrenzte Stimmen. Eine »wütende Grenzwächterin«, die energievoll darauf beharrt, nicht zuständig zu sein, und eine »verächtliche Selfmadefrau«: Nicola stamme aus der gleichen Familie und habe sich ein gutes Leben erarbeitet! Andrea lasse sich einfach hängen und sei selber schuld an ihrer Situation! Neben diesen und mit dem Gesicht zu diesen steht als fünfter Anteil eine »Familienfrau«, die findet, dass Nicola sehr wohl zuständig sei: sie sei schließlich die Schwester.

Die Spielphase ist davon geprägt, dass die Selfmadefrau und die Grenzwächterin heftig auf die Familienfrau losgehen, die hartnäckig darauf beharrt, dass Nicola sich nicht einfach abwenden könne, es gehe schließlich um ihre Schwester. »Schwesterherz« und »helfende Hand« beteiligen sich zwar nicht an den Attacken, verweisen aber immer wieder darauf, dass jeglicher Unterstützungsversuch ins Leere gelaufen sei und nur dazu geführt habe, dass es Nicola schlecht gehe. Auffällig ist, dass die Grenzwächterin und die Selfmadefrau vehement betonen, dass Nicola Andrea »nichts schulde« – ein Vorwurf, der auf der Bühne gar nicht fällt.

In der Auswertung spreche ich Nicola darauf an, dass sich diese beiden Anteile offenbar gegen den Vorwurf verteidigen, dass Nicola der Schwester etwas schuldig sei. Sowohl die Stellvertreter der beiden Anteile als auch Nicola stimmen zu: dieser Vorwurf sei im Raum. Aber wer erhebt diesen Vorwurf? Die Familienfrau ist es nicht, sie fühle sich der Schwester zwar verbunden, aber eher aus Zugehörigkeit. Ich schlage Nicola vor, dass wir auf die Suche nach dem Teil gehen, der für dieses schlechte Gewissen verantwortlich ist, und sie ist einverstanden. Ich lade sie ein, in die Haut dieses Teils zu schlüpfen und dann durch das Feld zu gehen und zu schauen, wo sie hingehöre – intuitiv, ohne viel nachzudenken. Nicola bleibt in der Mitte des Feldes stehen. Nachdem ich ihr Zeit gelassen habe anzukommen, spreche ich sie an: wie es ihr an diesem Platz gehe und wie es sei, jetzt auch dabei zu sein? Es sei gut, da zu sein, denn sie sei wichtig und Nicola wolle ihr nicht zuhören. Was sie denn zu sagen habe zu Nicolas Frage, wie diese sich von Andrea abgrenzen könne? Schrittweise wird im Dialog deutlich, dass dieser Anteil Nicola darauf hinweist, dass sie der Schwester viel verdanke. Diese habe als ältere sehr viel mehr von der schwierigen Familiendynamik abbekommen, habe auch viel mehr Verantwortung, insbesondere für die Mutter, übernehmen müssen als die jüngere Nicola. Und Andrea habe Nicola oft geschützt und dieser viel Zuwendung und Fürsorge gegeben, die Andrea selbst nicht bekommen habe. Nicola solle anerkennen, dass sie Andrea viel verdanke – und dass sie es sehr viel leichter gehabt hat als diese.

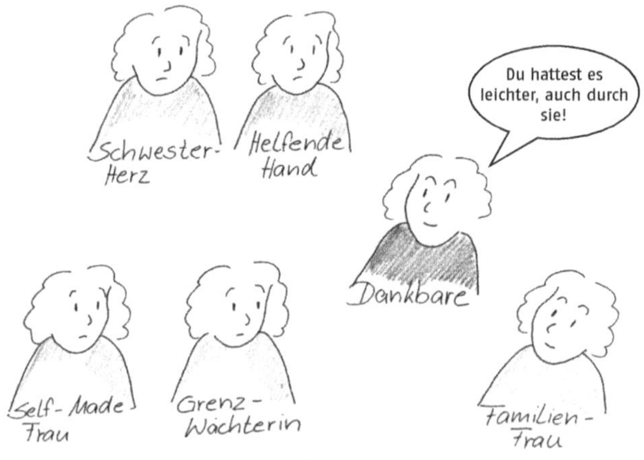

Abbildung 22: Ein neues Teammitglied

Damit ändert sich die Atmosphäre auf der Bühne spürbar. Alle anderen Teammitglieder stimmen zu, der Streit ist vorbei. Stattdessen ist Verbundenheit mit der Schwester spürbar und eine tiefe Traurigkeit, dass diese unter der Last ihrer Biografie ins Wanken gerät, ohne dass Nicola ihr helfen kann. Es geht nun um die Frage, wie Nicola ihre Hilflosigkeit und Traurigkeit aushalten und für Andrea da sein kann, ohne sich aufzureiben, die Frage der Abgrenzung hat eine gänzlich andere Qualität bekommen.

Ohne die »Dankbare« war die Dynamik der Aufstellung nicht verständlich: Es wäre nicht verständlich gewesen, wem die »Selfmadefrau« und die »Grenzwächterin« mit ihrem Beharren darauf, dass Nicola Andrea nichts schuldet, widersprechen. Genau dies ist der entscheidende Hinweis darauf, dass ein wichtiger Anteil fehlt: Die Dynamik ist aus dem heraus, was wir auf der Bühne sehen, nicht zu verstehen. Auch in den Beispielen *Der Schatten des Vaters* (S.162) und *Die verrückte Lehrerin* (S.139) waren jeweils Kräfte am Werk, die mit den aufgestellten Teammitgliedern nicht erklärbar waren. Die Quelle dieser Kraft war nicht zu verorten, es gab gewissermaßen ein energetisches Loch. Oft bleibt hier eine zentrale Fläche in der Aufstellung frei. Der fehlende Anteil ist den Klienten dabei vollständig unbewusst, sodass es zunächst gilt, überhaupt ein Gefühl für diesen zu bekommen.

Im ersten Schritt biete ich den Klienten meinen Eindruck, dass ein Teil fehle, in der Auswertung an. Wenn sich dieser Eindruck durch die Reaktionen des Klienten oder der Stellvertreter bestätigt, dann lade ich den Klienten ein, in die Rolle des fehlenden Teils zu gehen und sich den passenden Platz im Feld zu suchen, und gehe in Dialog mit dem Klienten in der Rolle des bislang noch gänzlich unbekannten Teils. An dieser Stelle ist es wichtig, sich von allen Hypothesen frei zu machen und sich davon überraschen zu lassen, wohin dieser Dialog führt. Ich gehe in diesem Dialog von den körperlichen Wahrnehmungen des Klienten und seinen Gefühlen und Gedanken an diesem Platz im Feld aus und folge von hier aus seinen und meinen eigenen Assoziationen. Schrittweise kann sich so ein Bild davon ergeben,

- wie es diesem Teil dort geht und wie er sich anfühlt (kraftvoll oder schwach, traurig, wütend, ängstlich, …)
- was für Impulse er hat (sich verkriechen, verstecken, die Fäden in der Hand halten, mehr Raum haben wollen, …)
- was für ein Verhältnis dieser Teil zum Oberhaupt des Klienten hat (vielleicht wünscht er sich Aufmerksamkeit von diesen oder fühlt sich abgelehnt; vielleicht wünscht er sich Schutz von diesem oder

möchte ihn schützen; vielleicht ist er wütend auf den Klienten oder nimmt diesen gar nicht wahr, oder dieser ist ihm egal)
- wie es für den Teil ist, nunmehr sichtbar zu sein und wahrgenommen zu werden (angenehm, unheimlich, ängstigend, unangenehm und wie entlarvt werden …).

Wichtig ist, zunächst auf einer spielerischen Ebene von Wahrnehmungen und Assoziationen zu bleiben und nicht zu früh auf die Ebene manifester Interpretationen zu gehen (»Wer bist du?«, »Wofür bist du da?«). Das Bild des Anteils füllt sich langsam, in einem je unterschiedlichen Tempo, und wenn diese Fragen zu früh kommen, dann besteht die Gefahr, dass der Klient zu früh auf eine kognitive Ebene geht und das Verständnis des Anteils zu eng wird. Der Therapeut sollte hier keine Klarheit erzwingen wollen. Nach der Erkundung des Anteils lasse ich diesen durch einen Stellvertreter ersetzen, sodass der Klient aus der Rolle wieder heraustreten und als Oberhaupt der veränderten Situation begegnen kann.

Wenn der Klient Bedenken hat, in diesen Teil hineinzuschlüpfen, oder ich selber Bedenken habe, ihn in diese Rolle hineinzuschicken, stelle ich direkt einen Stellvertreter auf und betrachte die Situation gemeinsam mit dem Klienten aus der Oberhauptperspektive. Dann befragen wir (im Vertrauen auf die Kraft der »repräsentierenden Wahrnehmung«) die Stellvertreter im Feld inklusive des Stellvertreters des bislang fehlenden Anteils. Auch darüber ist eine Annäherung möglich. Da ich bei dieser Arbeitsweise keine Ahnung habe, in was für eine Rolle ich den Klienten hineinschicke, wenn ich ihn im Rollentausch in die fehlende Position hineinschicke, nehme ich im Zweifelsfall einen Stellvertreter, um den Klienten zu entlasten.

Nach dieser Erkundung des Anteils sollte eine Runde gemacht werden, in der die Stellvertreter der anderen Anteile gefragt werden, was sich für sie verändert hat (oder auch nicht) und wie sie die neue Situation erleben. Auch diese Assoziationen sind oft erhellend und klärend.

Fehlende Anteile sind immer von zentraler Wichtigkeit, und dies ist Aufstellungsarbeit pur: hier arbeiten wir wirklich mit dem »Feld«. Die oben genannten Beispiele mögen einen Eindruck davon vermitteln, was es bedeutet, sich hier vorzutasten. Wenn die Arbeit gelingt, können in dieser Arbeit wichtige biografische Informationen deutlich werden, mit denen eine zuvor unerklärliche innere Dynamik auf einmal verständlich wird. Das Bild rundet sich, es wird ein biografischer Sinn rekonstruierbar und ein Entwicklungsschritt sichtbar. Genau dies ist bei jeder Art von psychodynamischer Therapie das Kriterium für sinnvolle Interventionen.

4.3.6 Eltern im Feld

In seltenen, aber bedeutsamen Fällen tauchen Elternteile im Feld auf. Sei es, dass sie sich direkt bei der Erhebung des Inneren Teams zu Wort melden, sei es, dass sie aus energischen Leerstellen des Feldes auftauchen (wie beim *Schatten des Vaters*, S. 162).

Verhinderte Künstler – Teil 2

Bei der Erhebung von Peter Küsters Innerem Team zu der Frage, wie er als Künstler seinen Platz in der Welt finden könne (siehe S. 74), hatte sich neben diversen anderen inneren Anteilen auch die Stimme seiner Mutter gemeldet. Auch die Mutter habe in ihrer Jugend eine künstlerische Karriere angestrebt, sei darin jedoch nicht sehr erfolgreich gewesen – aus ihrer Sicht deswegen, weil sie ihre Karriere der Kinder wegen zurückgestellt habe. Das erkennbare Talent ihres Sohnes habe sie einerseits immer gefördert und mit Stolz präsentiert. Als jedoch deutlich wurde, dass dieser offenbar wirklich das Zeug dazu habe, als Künstler seinen Weg zu machen, habe die Mutter hoch ambivalent reagiert. Je größer die Ausstellung ihres Sohnes, desto wahrscheinlicher sei es gewesen, dass die Mutter wegen starker Migräne nicht zur Vernissage kommen konnte; je besser die Rezension, desto wortreicher habe die Mutter von ihren hoffnungsvollen Anfängen erzählt und den großen Opfern, die sie für ihre Kinder gebracht habe; je erfolgreicher der Sohn wurde, desto kritischer habe die Mutter seine Bilder betrachtet.

Wie stark diese verinnerlichte Stimme seiner Mutter für Peter als Bremse wirkt, zeigt sich auf der Aufstellungsbühne. Alle eigenen Anteile von Peter, die sich mit seiner Kunst und seiner Rolle als Künstler identifizierten, stehen mit dem Rücken zur Kontaktlinie nach innen gewandt – vis-à-vis zur Mutter, die mit der Botschaft »Sei erfolgreich – aber nicht erfolgreicher als ich, das ertrage ich nicht!« von innen alle Kraft auf sich zieht. Das untergründige Spiel mit Schuldgefühlen (»Ihr Kinder seid schuld, dass ich keine Karriere machen konnte!«) und Angst (»Wenn ihr mich nicht schont, werde ich depressiv!«) wirkt als sehr effektive Bremse. In der Aufstellung experimentiert Peter damit, die Mutter aus seinem Inneren Team herauszubringen, und merkt dabei, dass es einen Anteil gibt, der die Mutter nicht loslassen will, weil dieser immer noch hofft, endlich von der Mutter gesehen zu werden, wenn Peter nur das tut, was die Mutter fordert: nämlich das eigene Talent zu opfern und damit das zu tun, was die Mutter ihrem Selbstbild nach auch getan hatte – ihm zuliebe auf die eigenen Karriere zu verzichten.

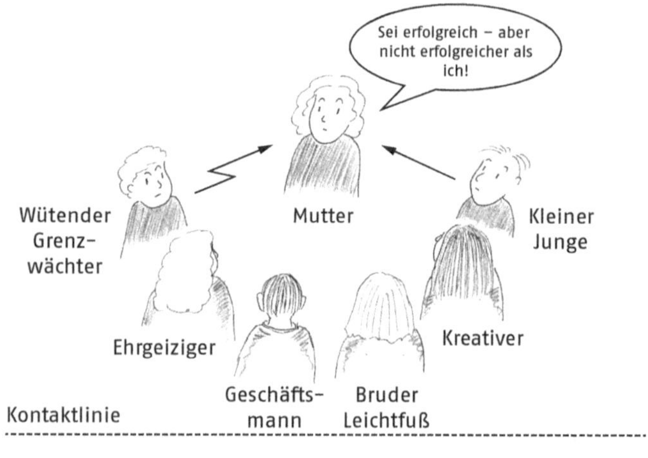

Abbildung 23: Die Stimme der Mutter als Kraft im Inneren Team

Wenn ein Elternteil im Inneren Team auftaucht, dann zeigt dies in aller Regel eine sehr verstrickte Beziehung an. Dieser Elternteil war dann entweder sehr vereinnahmend und übergriffig und hat dem Kind keinerlei Raum für Eigenleben gelassen. Wenn das Kind sich abgrenzte, musste es damit rechnen, dass der Elternteil sich abwandte, aggressiv wurde oder manipulativ versuchte, das Kind an sich zu binden (durch Depressionen, Liebesentzug oder Suiziddrohungen). Oder der Elternteil war im Gegenteil sehr fern und eher ein Sehnsuchtsobjekt denn eine reale Bezugsperson.

Zugleich tauchen Elternteile meiner Erfahrung nach nur dann im Inneren Team eines Menschen auf, wenn es mindestens ein Teammitglied gibt, das diesen Elternteil festhält. Manchmal haben die Klienten Angst, Mutter oder Vater loszulassen, weil sie fürchten, dass der Elternteil dann untergeht – und in Depressionen, Suizid, Angst, Hoffnungslosigkeit, Verbitterung, Verzweiflung, Alkoholismus oder Schuldgefühlen versinkt. Die Klienten wollen die Eltern retten und hoffen, sie durch ihr Festhalten in sich selbst heilen oder zumindest halten zu können. Dieser Kampf hört mit dem realen Tod der Eltern nicht unbedingt auf.

Teil dessen kann sein, dass die Klienten unbewusst an der Hoffnung festhalten, doch noch das zu bekommen, was sie sich von diesem Elternteil gewünscht haben: Anerkennung, Liebe, gesehen werden. Diese Hoffnung kann auch dazu führen, dass ein Klient sich in einem verzweifelten inneren Kampf mit einem Elternteil befindet und nicht aufhört, mit diesem zu ringen, ihn anzuklagen und zu bekämpfen. Auch diese Art der Verstrickung hört nicht unbedingt mit dem Tod des Elternteils auf. Die Klienten halten die Eltern innerlich auf die einzige Art fest, auf die es eine Beziehung zu den Eltern gab: nämlich in der Verstrickung und im Kampf. Diesen Kampf aufzugeben, würde bedeuten, die Hoffnung aufzugeben, dass sich noch etwas zum Guten wenden kann und dass die Beziehungslosigkeit nicht das letzte Wort ist. Dies ist in der Regel ein großer Schritt, der mit Trauer und oft auch mit großer Angst vor innerer Einsamkeit verbunden ist.

Die Arbeit mit Eltern auf der Aufstellungsbühne dreht sich um zwei Dinge. Zum einen geht es um die Frage, ob und inwieweit der Klient und sämtliche seiner Teile bereit sind, diesen Elternteil loszulassen. Auch wenn es häufig viel Ärger auf diesen Elternteil gibt, ist dieser Schritt in aller Regel mit Trauer und mit Angst verbunden. Rolle des Therapeuten ist hier, alle diese Gefühle behutsam sichtbar zu machen und den Klienten dabei zu begleiten herauszufinden, an welchem Punkt in diesem Prozess er steht und welche Schritte er gehen kann und will (und welche womöglich noch nicht).

Wenn der Klient bereit ist, sich zu lösen, dann geht es im zweiten Schritt darum, einen guten anderen Platz für diesen Elternteil zu finden. Es ist wichtig, dass der Therapeut den Eltern respektvoll und wertschätzend begegnet – und es zugleich klar benennt, wenn diese sich destruktiv verhalten haben. Auch die Eltern haben ihre Geschichte und Gründe dafür, warum sie waren, wie sie waren. Meiner Erfahrung nach ist es dann möglich, einen guten Platz für die Eltern außerhalb des Inneren Teams zu finden (und damit eine symbolische Grenze zwischen Klient und Elternteil zu setzen), wenn der Klient einerseits klar darin ist, die Eltern loszulassen, und er gleichzeitig den Eltern ohne Abwertung begegnen kann.

4.3.7 Eltern oder wichtige andere Bezugspersonen mit aufstellen

Die Erfahrungen mit Aufstellungen, wo Eltern im Inneren Team auftauchten, haben mir bewusst gemacht, dass manche Konstellationen im Inneren Team so unmittelbar mit den Eltern verbunden sind, dass es Sinn machen kann, diese in die Aufstellung einzubeziehen. Wenn bereits in der Erhebung deutlich wird, dass ein Elternteil (oder beide Eltern) bei diesem Thema eine erhebliche Rolle spielt, stelle ich diesen Elternteil daher inzwischen oft mit auf. Ich bitte den Klienten, einen Stellvertreter für die Mutter oder den Vater auszusuchen, und setze diesen entweder an die Kontaktlinie oder bitte den Aufstellenden, einen passenden Platz im Raum zu finden. In ähnlicher Weise verfahre ich, wenn ein anderer wichtiger Beziehungspartner (ein

Kind, ein Partner, eine Chefin, ein Kollege) eine bedeutende Rolle spielt.

Manchmal spielen diese Stellvertreter in der folgenden Aufstellung kaum eine Rolle, manchmal jedoch kommt wichtige Resonanz. Stellvertreter von Elternteilen reagieren häufig auf Gefühle oder Veränderungsimpulse des Klienten. Manchmal reagieren sie genau so, wie die Mutter, der Vater damals real reagiert hat, und reproduzieren ein schwieriges altes Muster: »Ich weiß gar nicht, was du hast …«, »Stell dich nicht so an …«, »Und was wird dann aus mir?« Die Stellvertreter benennen dann häufig, dass sie innerlich sehr wohl spürten, dass das Anliegen des Sohnes oder der Tochter berechtigt sei – dass sie das aber nie zeigen oder zugeben würden, dass sie das auch sich selbst gegenüber nicht zugeben könnten, weil dann innerlich das fragile Selbstbild zerbrechen würde, weil sie untergehen würden in Schuldgefühlen, weil es nicht erträglich wäre, sich den Gefühlen zu stellen, die damit verbunden wären. Manchmal reagieren die aufgestellten Eltern auch versöhnlich und übernehmen die Verantwortung dafür, wie es damals war. Es täte ihnen leid und es habe seine Gründe gehabt, damals hätten sie es nicht anders gekonnt.

Meinem Verständnis nach wird an dieser Stelle deutlich, wie viel Konstruktives und Lebendiges es in der Beziehung zu den Eltern gegeben hat und wie viel Entwicklungsspielraum es in der Beziehung zu den Eltern gibt. Sei es, dass die Eltern noch leben und es real noch Entwicklungsmöglichkeiten gibt, sei es auch, dass die Eltern bereits tot sind und der Klient sein Bild der *inneren* Eltern verändern kann. Auch dies kann eine sehr versöhnliche Entwicklung sein. An diesen Punkten kann deutlich werden, ob es für den Klienten darum geht, eine lebendigere und konstruktive Beziehung zu den (realen oder verinnerlichten) Eltern zu entdecken, oder ob es um den Abschied von der Hoffnung geht, noch etwas Konstruktives und Positives in der Beziehung zu den Eltern zu entdecken. Im ersten Fall geht es um Versöhnung, im zweiten um Abschied und einen Trauerprozess. Oft gibt es Elemente von beidem.

Wie auch immer die Eltern reagieren: Es ist wichtig, dass der Therapeut und auch der Klient ihnen respektvoll begegnen. Die verinnerlichten Eltern sind Teil des Klienten, und gerade in diesen Aufstellungen wird deutlich, dass sie großen Einfluss auf das Gesamtsystem des Klienten haben. Es ist wichtig, ihnen einen wertschätzenden, würdigenden Platz zu geben, auch und gerade dann, wenn der Klient sich an zentralen Punkten von ihnen löst, abgrenzt oder verabschiedet. Diese Abgrenzung wird nur dann tragen, wenn das innere System (zu dem die verinnerlichten Eltern gehören) zur Ruhe kommen und Frieden finden kann. Das geht nur dann, wenn der Klient nicht (weiterhin) in Krieg und Streit mit diesen inneren Elternbildern liegt. Wenn der Klient so wütend auf seine Eltern ist, dass er diesen nicht respektvoll begegnen kann oder will, dann akzeptiere ich das, begleite ihn und erkunde mit ihm die Wirkung seiner Attacken. Ich habe noch nicht erlebt, dass dieser Weg dazu führt, dass sich die Dynamik einer Aufstellung beruhigt und löst, aber zuweilen ist dieser Zwischenschritt wichtig für den Klienten – den Ärger einmal ausgesprochen zu haben, zu erleben, dass dieser sein darf, und um zu merken, wohin es führt, diesem Raum zu geben.

Wenn es um reale eigene Kinder des Klienten geht, dann landet der Klient in der Aufstellung in aller Regel bei Themen aus seiner eigenen Geschichte, die in den Schwierigkeiten mit Sohn oder Tochter eine bedeutende Rolle spielen. Die Stellvertreter der Kinder reagieren darauf meist sehr entlastet und mit Worten wie: »Das hat alles mit mir nicht viel zu tun – aber gut, dass du dich darum kümmerst!« Für die Klienten wird dabei oft deutlich, dass der Weg zu ihren Kindern frei wird, wenn sie die Lasten aus ihrer eigenen Geschichte beiseite geräumt haben. Stellvertreter von Partnern können oft sehr differenziert zurückmelden, an welchen Punkten sie sich dem Klienten nah oder fern gefühlt haben, wo Kontakt entsteht und wo sie eher zurückgehen oder resigniert das Gefühl haben, keine Chance zu haben. Hier wird deutlich, wie der innere Prozess des Klienten die Beziehung beeinflusst, der Therapeut kann hier also die systemische Perspektive mit einbeziehen. Ähnlich verhält es sich mit Stellvertretern von Chefs und Kollegen.

4.3.8 Ritual des »Zurückgebens«

In manchen Aufstellungen wird deutlich, dass Teile etwas tragen, das nicht zu ihnen, nicht zum Klienten oder zur Klientin gehört. Manchmal formulierten die Anteile das auch: »Das gehört eigentlich nicht zu mir!« Die Teile haben Dinge aufgeladen bekommen oder sich selber Dinge aufgeladen, die eigentlich zu einem Elternteil (selten auch zu einem anderen Menschen) gehören, beispielsweise

- die Vorstellung, dass man niemandem trauen sollte und besser in misstrauischer Distanz zu anderen Menschen (oder zu Männern bzw. Frauen) bleibt;
- Angst, ins Leben hinauszugehen, und die Überzeugung, dass die Welt feindselig ist;
- tiefe Verbitterung;
- die Überzeugung, dass es sich nicht lohnt, etwas aufzubauen, weil man alles von heute auf morgen verlieren kann oder wird;
- Angst, das Leben zu genießen, denn »je höher du steigst, desto tiefer der Fall« oder »Hochmut kommt vor dem Fall«;
- Schuldgefühle;
- Angst, verrückt zu werden;
- der Auftrag, extrem erfolgreich zu sein.

Natürlich können all diese Gefühle und Überzeugungen ihre Wurzeln auch im eigenen Leben des Aufstellenden haben. Ebenso können sie aber auch durch die Generationen hindurch weitergereicht worden sein: von den Eltern auf die Kinder, von den Großeltern auf die Enkel oder sukzessive von einer Generation zur nächsten und zur übernächsten. In der systemischen Familientherapie ist dies als »Delegation« bekannt (Stierlin 1982). Auch Richard Schwartz spricht davon, dass Teile häufig Lasten tragen und dass es wichtig sein kann, diese Lasten abzulegen (Schwartz 1997, S. 87 ff., 164 ff., Kumbier 2013, S. 196 ff.).

Die Last der Mutter

Maria Deuter beschäftigt sich in der Aufstellung damit, warum es ihr schwerfällt, sich auf ihren Mann wirklich einzulassen. In ihrem Inneren Team gibt es eine »Unabhängigkeitswächterin«, die energisch darauf beharrt, Maria möge darauf achten, finanziell und emotional unabhängig zu bleiben und sich niemals von einem Mann abhängig zu machen. Bereits bei der Erhebung des Inneren Teams hatte Maria diese Sätze mit ihrer Mutter in Verbindung gebracht, die sie »wöchentlich« ermahnt habe, sich nie abhängig zu machen, damit es ihr nicht so ergehe wie der Mutter, die von ihrer Ehe heftig enttäuscht gewesen sei. Weil deutlich war, wie wichtig die Mutter und die Ehe der Eltern für dieses Thema waren, hatten wir Stellvertreter für beide Eltern mit aufgestellt.

In der Rückmelderunde nach der ersten Spielphase berichtet die Stellvertreterin der Unabhängigkeitswächterin von einer enormen Schwäche und Erschöpfung, sie könne kaum stehen bleiben. Während die Rückmelderunde mit den anderen Stellvertretern weitergeht, springt die Stellvertreterin der Mutter auf und bringt der Unabhängigkeitswächterin einen Stuhl auf die Bühne. Diese lehnt den angebotenen Stuhl jedoch ab und setzt sich lieber auf den Boden. In der Auswertung knüpft Maria an diese Randszene an: genau so hätte ihre Mutter reagiert! Es würde zu ihrer Mutter passen, sich einzumischen, ohne gefragt worden zu sein, in ihren Innenraum »hineinzulatschen« und Maria zu vereinnahmen. Es sei stimmig gewesen, dass die Unabhängigkeitsbeauftragte mit deutlicher Ablehnung reagiert hätte. Diese habe von der Mutter die Vorstellung übernommen, sich niemals abhängig zu machen – habe aber auch versucht, nie von der Mutter abhängig zu sein. Die Stellvertreterin der Unabhängigkeitswächterin benennt in der Auswertung, dass sie etwas trage, das nicht zu ihr gehöre, sondern zur Mutter. Die Stellvertreterin der Mutter weist dies empört von sich: sie wisse gar nicht, wovon die Rede sei!

Ich bitte Maria, ein Symbol für diese fremde Last zu finden (sie wählt einen kleinen Jonglierball), und frage sie, was sie mit dieser Last tun wolle.

In der Aufstellung geht es dann darum, einen guten Platz für diese Last zu finden. Wie ist die Vorstellung, sich von dieser Last zu trennen? Was soll damit geschehen? Oft ist es dem Klienten wichtig, dem Elternteil zu sagen, dass er dessen Last trägt. Manchmal anerkennt der Vater oder die Mutter dies und bringt Bedauern darüber zum Ausdruck, dass das Kind schwer an dieser Last zu tragen hatte. Manchmal nehmen die Eltern diese Last zurück: das sei ihre und sie würden fortan dafür sorgen. Das sind bewegende und versöhnliche Momente.

Häufig jedoch verweigern Eltern (wie Marias Mutter) die Rücknahme der Last oder bestreiten, je etwas mit dieser Last zu tun gehabt zu haben. Nicht selten wollen auch die Kinder selbst die Last nicht an die Eltern zurückgeben. Denn die Eltern hätten ein schweres Leben gehabt, sie hätten die Last nicht fahrlässig weitergegeben, sondern seien dieser nicht gewachsen gewesen. Oft haben die Kinder diese Last übernommen, um die Eltern zu entlasten und zu retten. Dann geht es darum, einen anderen Platz dafür zu finden. Dieser Platz kann sehr unterschiedlich sein – manchen Klienten reicht es, die Last beiseite zu legen, andere möchten diese aus dem Raum bringen oder symbolisch vernichten. Marias Inneres Team fand eine ganz andere Lösung:

> Maria legt die Last beiseite und fragt dann die Mitglieder ihres Inneren Teams, wie sie auf diese Veränderung reagieren. Viele sind erleichtert und zufrieden damit. Aber ein innerer Anteil, den Maria »Gebranntes Kind« genannt hatte, will die Last zurück. Diese gehöre zu Maria und es sei sehr viel Energie darin. Dieser Teil habe schon viele schwere Erfahrungen verarbeitet und er traue sich zu, diese Last umzuwandeln. Maria entscheidet sich, das auszuprobieren. Und tatsächlich wächst der Zusammenhalt im Inneren Team, als diese Last in den Händen des Gebrannten Kindes ist. Es wird deutlich, dass dieser Name nicht mehr passt, der Anteil möchte lieber die »Erfahrene« heißen, und Maria ist damit einverstanden. Es ist nun viel Traurigkeit spürbar – aber gerade darin Lebendigkeit und die Kraft, sich auf ihren Mann ein-

zulassen. Denn in diesem Bild ist symbolisch die Sicherheit enthalten, dass sie Verletzungen verarbeiten kann – sodass sie nicht mehr aus Angst davor Distanz halten muss.

Der Umgang mit einer solchen Last ist ein hoch individueller Prozess. Im ersten Schritt ist es wichtig, diese Last überhaupt zu identifizieren und zu verstehen, dass diese nicht (nur) zum eigenen Leben gehört, sondern ein Familienerbstück ist. Im zweiten Schritt kann die Erkenntnis wichtig werden, dass der Klient oder die Klientin diese Last nicht notwendig weiter tragen muss. Sie kann entscheiden, was sie damit machen will, sie kann diese ablegen, weiter tragen oder umwandeln. Dieses Wissen und dieser symbolische Suchprozess scheinen mir oft wichtiger als das Endergebnis. Den Suchprozess gestaltet die Klientin, gemeinsam mit ihren inneren Anteilen und deren Stellvertretern. Ich begleite den Prozess und ermutige dazu, auszuprobieren und Lösungsversuche mithilfe des Kompasses (siehe S. 92) zu erproben. Wie reagieren die Stellvertreter auf einen Lösungsversuch, was löst dieser in mir selber und in der Klientin aus? Reagieren die Stellvertreter in Marias Team mit Erleichterung oder mit Schreck auf die Vorstellung, die familiäre Last im Inneren Team zu halten? Ergibt sich daraus Enge und Starre (was dafür sprechen würde, dass hier eine Verstrickung festgehalten wird) oder eine Bewegung, eine Entspannung?

Das folgende Beispiel fasst die letzten Interventionen noch einmal zusammen: die Suche nach einem fehlenden Teil, die Traumadynamik, die Arbeit mit einem Stellvertreter für eine Person im Außen und die Rückgabe einer Last. Es macht deutlich, dass auch ›kleinere‹ Erfahrungen, die von außen keineswegs traumatisch wirken, nachhaltige Spuren im Inneren Team hinterlassen können.

Die verrückte Lehrerin

Marianne Altmeyer ist eine gestandene ältere Trainerin. Eigentlich gebe es nicht mehr viel, was sie aus der Fassung bringe. Nun aber stoße sie in einer Gruppe an ihre Grenze. Für einen wichtigen Kunden solle sie jungen Trainees die »weichen« Faktoren von Führung beibringen: Kommunikationsfähigkeit, Gesprächsführung und den Umgang mit Konflikten. Die Gruppe reagiere sehr entwertend darauf: das sei doch alles albern und »Sozialpädagogenquatsch«, mit so einem »Gesülze« wolle man nichts zu tun haben, das sei doch Zeitverschwendung! Sie wisse und höre auch von Kollegen, wie schwierig diese Gruppe sei. Gleichwohl beschäftige sie das mehr, als sie verstehe, und irgendwie fühle sie sich auch nicht auf der Höhe ihrer Kraft, ohne zu wissen warum. In Mariannes Innerem Team finden sich

- eine besorgte »Humanistin«, die es wichtig findet, dass angehende Führungskräfte zumindest eine Idee davon bekommen, wie gute Kommunikation aussieht;
- eine »engagierte Lehrerin«, die darunter leidet, dass sie ungewohnterweise so gar keinen Kontakt zu ihren Schülern bekomme, und die findet, dass auch Marianne selbst einen Teil dazu beitrage, diese sei »wie abgestellt«;
- eine »Auftragnehmerin«, die Angst um ihren Ruf bei diesem wichtigen Kunden hat;
- eine »zornige Fachfrau«, welche die ganze Bande für gänzlich ungeeignet als Führungskraft hält und die Marianne rät, sich an diesen »Flachpfeifen« nicht abzuarbeiten und keine Perlen vor die Säue zu werfen;
- und schließlich einen »Profi«, der sein Handwerk verstehe und der sein Bestes tue, um mit dieser schwierigen Gruppe klarzukommen.

In der Aufstellung ist insgesamt wenig Energie, alle mühen sich redlich, aber alle fühlen sich energielos. Der Profi steht einsam und verloren an der Kontaktlinie. Es entsteht genau der Eindruck,

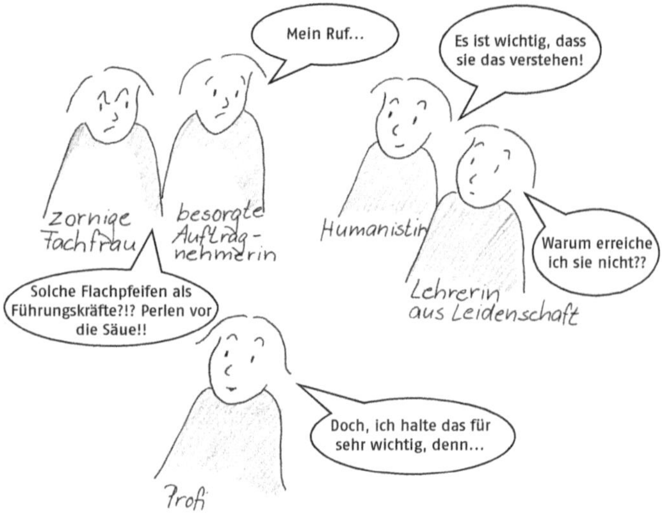
Mein Ruf…
Es ist wichtig, dass sie das verstehen!
zornige Fachfrau
besorgte Auftrag-nehmerin
Humanistin
Warum erreiche ich sie nicht??
Solche Flachpfeifen als Führungskräfte?!? Perlen vor die Säue!!
Lehrerin aus Leidenschaft
Doch, ich halte das für sehr wichtig, denn…
Profi

Abbildung 24: Die schwierige Klasse

den Marianne beschreibt: als habe irgendjemand den Stecker herausgezogen und es gebe nur noch einen Notbetrieb. Ich sagte Marianne, mir scheine, dass ein Anteil fehle – und erntete eine spontane deutliche Reaktion von der Bühne: alle fünf Stellverteter nicken lebhaft und stimmen mir zu. Als ich frage, wer aus ihrer Sicht fehle, sagen alle fünf wörtlich das Gleiche: »eine Angst«. Ich frage Marianne, ob sie etwas damit anfangen könne. Sie zögert etwas. Es würde ihr zwar ganz und gar nicht gefallen, vor dieser Gruppe Angst zu haben – aber sie fürchte, es sei etwas dran. Ich schlage ihr vor, ins Feld zu gehen und Kontakt zu dieser Angst aufzunehmen. Marianne bleibt direkt hinter dem Profi stehen, und erneut reagieren die Stellvertreter im Feld deutlich zustimmend: dieser Platz sei richtig.

Therapeutin doppelt: »Ich bin die Angst.«
Marianne als Angst wiederholt: »Ich bin die Angst. Aber ich weiß gar nicht, wovor ich Angst habe.«
Therapeutin doppelt: »Keine Ahnung wovor, und trotzdem habe ich richtig Angst!«

Marianne als Angst: »Das stimmt. Als würde ich mich auflösen, als würde ich verrückt werden. (Pause) Als hätten die die Macht, mich zu zerstören. – So ein Quatsch! «
Therapeutin doppelt: »Als hätten die die Macht, mich zu zerstören.«
Marianne als Angst: »Ja, tatsächlich. Eigentlich fühle ich mich wie ein Kind.«

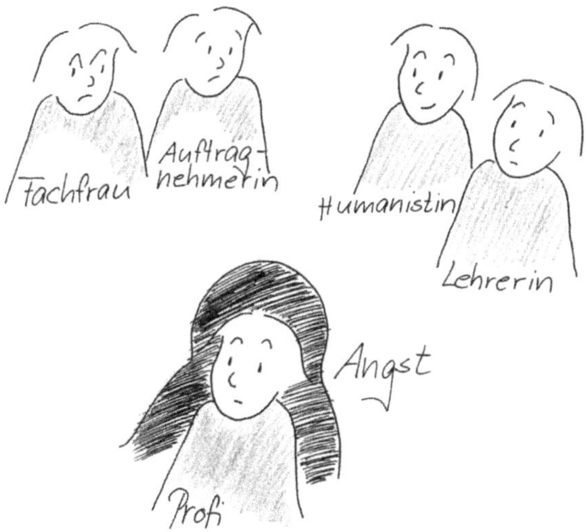

Abbildung 25: Die verborgene Angst

Auf diese Weise nähert Marianne sich schrittweise der Erinnerung an ihre Englischlehrerin. Diese habe ihr einmal einen harmlosen Vokabeltest, in dem Marianne noch nicht einmal besonders viele Fehler gehabt habe, mit großer Vehemenz vor die Füße geworfen und dazu geschrien, das sei ja »verrückt«. Marianne habe das nicht verstanden und sei zutiefst verstört gewesen. Kurze Zeit danach habe die Lehrerin eine manifeste Psychose entwickelt und sei zur Dauerpatientin in der Psychiatrie geworden. Nachdem sie davon erzählt hat, schüttelt Marianne den Kopf. Es sei eine abwegige Vorstellung, aber es fühle sich an, als würde diese Angst etwas tragen, das nicht zu ihr, sondern zu dieser Lehrerin gehöre. Ich bitte sie, sich ein Symbol für dieses etwas zu suchen und eine Teilnehmerin aus dem Zuschauerraum auszusuchen, welche für die Lehrerin stehen könne. Dann schlage ich Marianne vor, der Lehrerin zu sagen, dass dieses Etwas nicht zu ihr, Marianne, sondern zur Lehrerin gehöre. Die Stellvertreterin der Lehrerin reagiert abwehrend, sie wolle das nicht zurückhaben. Marianne legt ihr die Last vor die Füße: es sei ihr egal, was die Lehrerin damit mache, ihre sei es jedenfalls nicht und sie wolle diese nicht länger tragen.

Marianne fühlt sich als Angst hinterher entlastet, und die Stellvertreter der anderen Teile reagieren erleichtert darauf, die Angst nicht mehr tragen zu müssen. Die Suche nach einer stimmigen Aufstellung für die Arbeit mit der schwierigen Gruppe ist nun leicht: Die Humanistin und die Lehrerin aus Leidenschaft kommen neben den Profi an die Kontaktlinie, die zornige Fachfrau kommt als bereitstehende Grenzwächterin in die zweite Reihe, und die Angst wird im hinteren Bereich in Sicherheit gebracht.

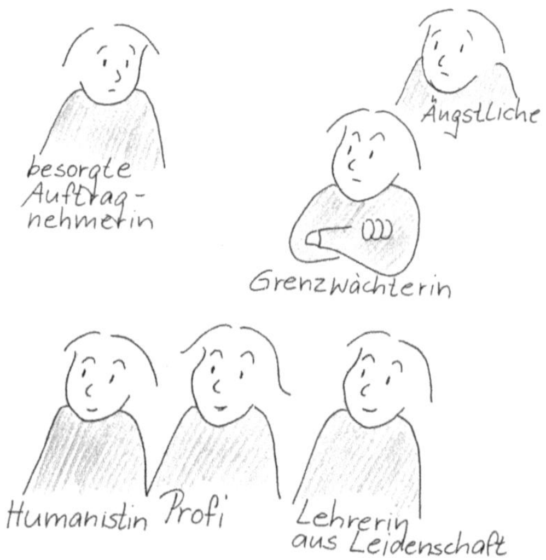

Abbildung 26: Eine neue Teamaufstellung

4.3.9 Kerndynamik herausschälen

Manchmal zeigt sich auf der Bühne, dass die zentrale Dynamik nur sehr wenige Teammitglieder betrifft. Manchmal ist diese Dynamik sehr verborgen, weil sie entweder sehr ›leise‹ ist oder weil andere Mitglieder im Inneren Team diese zentrale Dynamik mit viel Aufwand verstecken. Um diesen Punkt sichtbar zu machen, bitte ich manchmal die anderen Teammitglieder, sich hinzusetzen oder von der Bühne zu gehen und sich an den Rand zu setzen. Wichtig dabei ist zu erfragen, wie es den anderen Teammitgliedern dabei geht. Manchmal sind diese erleichtert, dass die Klientin sich (als Oberhaupt) nun um die Kerndynamik kümmert und diese zur Chefsache macht, sodass sie nicht mehr aufpassen müssen. Manchmal haben diese auch Sorge, dann nicht mehr beachtet zu werden, und wollen dabei bleiben, was berücksichtigt werden sollte. Nach der Bearbeitung der Kerndynamik sollten alle Teammitglieder, die zu Beginn aufgestellt waren, in die Resonanzrunde einbezogen und nach ihrem Erleben und ihren Wünschen und Impulsen für die Zukunft gefragt werden.

Theaterdonner

Erika Woyczek hat sich gerade nolens volens selbständig gemacht. Sie habe schon lange weggewollt aus dem Unternehmen, in dem sie viele Jahre gearbeitet habe – nun hätte aufgrund einer unguten Dynamik die Kündigung gedroht, wenn sie nicht vorher mit einer satten Abfindung gegangen wäre. Sie sei zufrieden mit dieser Situation: endlich die Gelegenheit, sich selbständig zu machen und etwas Eigenes zu tun, was sie sonst womöglich nicht in Angriff genommen hätte. Es laufe an – aber langsam. In einem Gründungscoaching habe sie jetzt gelernt, was nötig sei: nämlich Kaltakquise. Auch wie das gehe, habe sie dort gelernt, sich einen Leitfaden und ein Selbstverständnis erarbeitet und sich klargemacht, dass nicht jedes Akquisegespräch zum Erfolg führen müsse. Manche kämen wieder, andere nicht – das entspanne sie. Anhand ihrer Erfolgsquote habe sie ausgerechnet, dass sie 40 Akquisegespräche pro Woche führen müsse, damit sich ihr Geschäft so entwickle, wie sie es wolle. Aber sie komme nicht in die Gänge. Ihre erste Anliegenformulierung »Wie kann ich die Kaltakquise mit der gleichen Begeisterung angehen wie die Seminare und die Coachings, die herauskommen« nehme ich nicht an, weil diese mir unrealistisch scheint. Wir landen dann bei der Formulierung: »Wie kann ich die Akquisegespräche endlich angehen?«

Bei der Erhebung des Inneren Teams meldet sich als Erstes eine ungeduldige »Geschäftsfrau«: Erika solle mal in die Gänge kommen! Sie habe alles ausgerechnet und so könne es gehen! In finanzieller Hinsicht ist die Geschäftsfrau sehr entspannt – denn es stellt sich heraus, dass Erikas Partner (der ebenfalls am Workshop teilnimmt) gut verdiene und bereit sei, sie in der Gründungsphase finanziell zu unterstützen, sodass es vorerst keinen finanziellen Engpass gebe. Eine »Kreative« produziere eine Idee nach der anderen, was Erika machen könne, um beruflich auf die Beine zu kommen – zur Not auch Kaltakquise, aber eigentlich bevorzuge diese andere Strategien, die mehr Spaß machen. Eine »Tatkräftige« stehe bereit, Erika mit ihrer Energie zu unterstützen: »Ich habe schon vieles geschafft – das schaffe ich auch!«

Nach diesen drei Energieträgerinnen verändert sich die Atmosphäre der Erhebung. Es melden sich jetzt zwei sehr zögerliche Anteile. Eine »Pessimistin« ist davon überzeugt, dass das alles doch eh nichts werde, und eine »Selbstzweiflerin« hat große Zweifel daran, ob Erika in dem neuen Feld bestehen könne: »Du bist nicht gut genug!« Außerdem kommt eine »Erschöpfte« zu Wort. Erika habe sich alles selbst erarbeiten müssen, habe alleinerziehend ohne Unterhalt drei Kinder großgezogen, zwischendurch einen Berufswechsel gehabt und sich ohne Studium zu einer verantwortungsvollen Position hochgearbeitet. Das alles ohne Mentor, ohne Seilschaften, ohne Unterstützung durch Eltern oder Mann. Die Erschöpfte ist neidisch auf andere, die es leichter hatten und haben. Ein Anteil, den Erika »Autonome« nennt, hält dagegen: Erika habe alles allein geschafft, und das sei auch gut so! Verlassen könne man sich nur auf sich selber, und es sei gut, dass Erika von niemandem abhängig sei! Als Reaktion auf die Autonome meldet sich eine »Sicherheitssuchende«, die das Gefühl hat, in der Luft zu hängen, und die nach Sicherheit sucht, ohne zu wissen, wo sie diese finden könne. In einer Anstellung? In der Selbstversorgung? Beim Partner?

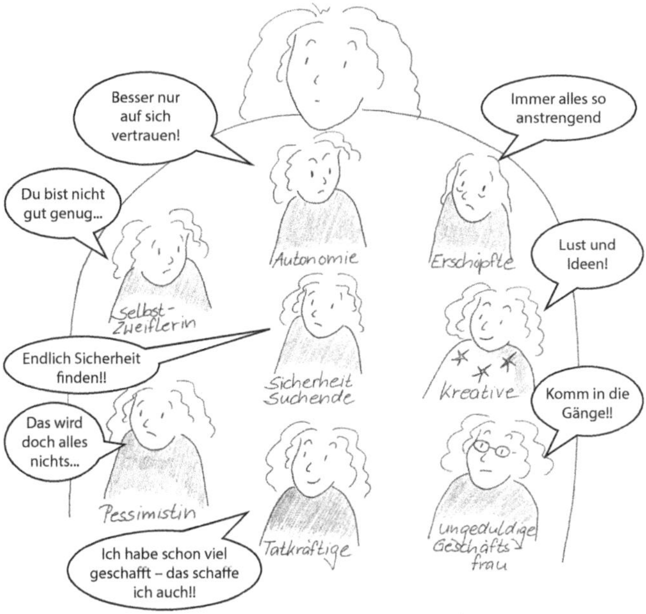
Besser nur auf sich vertrauen!
Immer alles so anstrengend
Du bist nicht gut genug...
Autonomie
Erschöpfte
Lust und Ideen!
Selbst-Zweiflerin
Endlich Sicherheit finden!!
Sicherheit Suchende
Kreative
Komm in die Gänge!!
Das wird doch alles nichts...
Pessimistin
Ich habe schon viel geschafft – das schaffe ich auch!!
Tatkräftige
ungeduldige Geschäfts-frau

Abbildung 27: »Wie kann ich die Akquisegespräche endlich angehen?«

Wir gehen mit diesem Team auf die Bühne. In der Mitte der Bühne stehen Seite an Seite die Geschäftsfrau, die Kreative und die Tatkräftige als schlagkräftiges Team. Schräg rechts im Hintergrund steht die Erschöpfte, schräg links im Hintergrund stehen die Selbstzweiflerin und die Pessimistin. Diese beiden scheinen beim Eindoppeln auf eigentümliche Weise an Ladung zu verlieren. Es stellt sich nun heraus, dass die Pessimistin nur an der Kaltakquise, nicht aber an Erikas Selbständigkeit zweifle. Und es wird nun deutlich, dass die Selbstzweiflerin, die bei der Erhebung sehr unterminierend klang, heimlich sehr wohl wisse, dass Erika schon viel geschafft habe, aber nach dem Motto lebe: »Wer sich zu viel lobe, der werde bloß faul, daher besser weiter antreiben!« Ich bin erstaunt – während der Erhebung hatte ich eher den Eindruck gehabt, dass sich in diesen beiden Anteilen eine grundlegende Unsicherheit spiegelt (die Erika mit dem mir eher befremdlich scheinenden Projekt ›Kaltakquise‹ zu bewältigen suchte) – nun klang es ganz anders! Schräg links am Bühnenrand stellt Erika die Autonome und die Sicherheitsuchende auf.

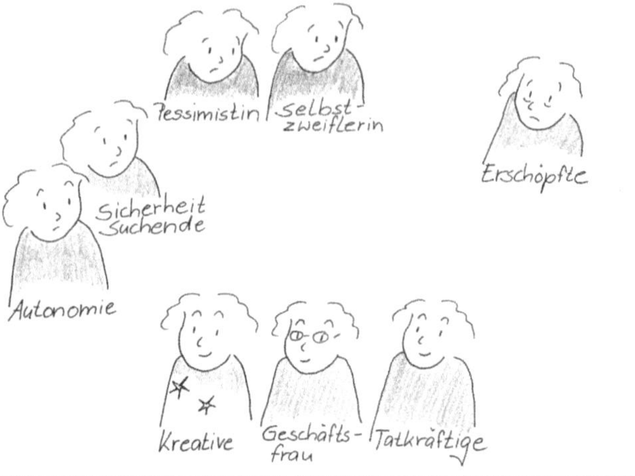

Abbildung 28: Das aufgestellte Team

Das Spiel beginnt damit, dass die Geschäftsfrau förmlich aus allen Nähten platzt: Das sei doch alles totaler Quatsch, was dieser Mist hier solle! Sie schimpft aus Leibeskräften, die Erschöpfte steigt sofort ein, und es entwickelt sich eine Dynamik, in der die Teammitglieder in größtmöglicher Destruktivität übereinander herfallen, sich beschimpfen und abwerten. Ich bin wie vom Donner gerührt – das hatte ich in keiner Weise erwartet. Ich unterbreche das Spiel und frage Erika, ob das für sie passe. Auch Erika ist irritiert, aber einverstanden – verstehen würde sie es auch nicht, aber irgendetwas daran würde passen. Das Spiel läuft also in gleicher Weise weiter, ich schaue verwirrt zu und kann das, was ich sehe, in keiner Weise mit der Erhebung und der Atmosphäre beim Eindoppeln in Verbindung bringen.

Irgendwann merke ich, dass die Autonome und die Sicherheitsuchende am linken Rand nicht mitmachen, sondern schweigend vor sich hin lächeln. Dann wird mir klar, dass Erika keineswegs betroffen und erschrocken ist, sondern grinst – ebenso wie ich selber. Und allmählich verstehe ich, dass das Inferno auf der Bühne keine untergründige destruktive Dynamik spiegelt, sondern das eigentliche Thema verbirgt – nämlich die Frage, ob Erika das Angebot ihres Partners annehmen will oder nicht. Ich beende das Spiel und spiegle Erika diese Dynamik. In Absprache mit Erika schicke ich dann alle Anteile außer der Erschöpften, der Autonomen und der Sicherheitsuchenden von der Bühne.

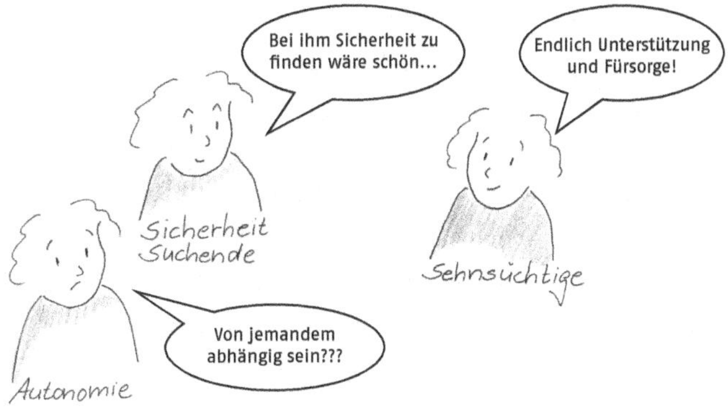
Bei ihm Sicherheit zu finden wäre schön...
Endlich Unterstützung und Fürsorge!
Sicherheit Suchende
Sehnsüchtige
Von jemandem abhängig sein???
Autonomie

Abbildung 29: Das eigentliche Thema

Damit ist das eigentliche, leise Thema sichtbar. Es geht um die Frage, ob sie weiterhin auf Autonomie setzen und sich allein durchbeißen will – oder ob sie erstmals in ihrem Leben der Sehnsucht nachgibt, Unterstützung, Fürsorge und Versorgung anzunehmen und Sicherheit in einem anderen Menschen zu suchen. Erika reagiert still und sehr bewegt. Ich frage den im Zuschauerraum sitzenden Partner, wie er auf dieses Bild reagiere. Er denke, es sei Zeit, dass Erika etwas annehme – und er wäre beglückt darüber. Die Stellvertreterin der Erschöpften reagierte spontan erleichtert und glücklich darauf, und Erika fängt an zu weinen.

Die Arbeit ist mir sehr im Gedächtnis geblieben, weil ich selten eine Aufstellung erlebt habe, die mich so verwirrt hat. Und sie ist ein schönes Beispiel für die Arbeit mit dem Kompass (S. 92): die Therapeutin hatte keinerlei Idee, wohin es geht, aber Feld und Protagonistin hatten eine gemeinsame Richtung, und diese Bewegung führte zum Kern. Das Feld hat hier die unbewusste Dynamik gezeigt, indem es zunächst Erikas Abwehr gespiegelt hat: ein hohes Maß an Aktivität und Lärm, das dazu diente, Verletzlichkeit und die Sehnsucht nach Versorgung zu verstecken.

4.3.10 Das Feld arbeiten lassen

In der systemischen Aufstellungsarbeit wird das Feld häufig anhand der Impulse der Stellvertreter umgestellt. Wie geht es diesen an ihrem Platz, wie möchten sie ihre Position verändern, wo wollen sie hin, wen möchten sie sehen können und neben wem möchten sie in welchem Abstand stehen? Diese Methode kann man auch bei der Aufstellung des Inneren Teams mit Gewinn nutzen.

Ich tue dies vor allem dann, wenn ich den entscheidenden Knoten nicht bei einzelnen Teammitgliedern sehe, sondern in der Gesamtdynamik. Oft geht es dabei um die Reaktion auf eine äußere Herausforderung. Zuweilen fordert eine besondere Situation das gesamte Innere Team heraus, und der Klient ist sehr konkret mit der Frage beschäftigt, wie er dieser konkreten Situation begegnen soll. Dann kann es sich lohnen, in der Aufstellung innere Dynamik und äußere Situation zu konfrontieren. Ich schlage den Klienten dann vor, ihr Inneres Team aufzustellen und an der Kontaktlinie Stellvertreter für die wichtigen äußeren Personen aufzustellen. So kann die Resonanz dieser äußeren Stellvertreter mit einbezogen werden, und äußere und innere Situation können gemeinsam und in ihrer Wechselwirkung betrachtet werden.

Die Erbschaft

In Julianes Familie muss ein Erbe verteilt werden. Die Eltern hatten aus dem großen Bauernhof der Familie eine Ferienanlage gemacht mit einem Campingplatz, zahlreichen Ferienwohnungen und einigen Bauplätzen. Testamentarisch sei festgelegt, dass Juliane und ihre beiden älteren Geschwister Manfred und Veronika jeweils ein Drittel erben, allerdings hätten die Eltern nicht entschieden, wer was bekomme, und die Aufteilung sei keineswegs trivial. Darüber gebe es viele Konflikte, sodass nach nunmehr fünf Jahren noch keine Einigung in Sicht sei. Vor allem mit dem ältesten Bruder sei es schwierig. Die Situation werde dadurch erschwert, dass Julianes Schwester Veronika schwer krank sei und vermutlich nicht mehr lange leben werde. Dann würde deren 25-jährige Tochter Johanna als Erbin nachrücken, und das Verhältnis zu Johanna sei schwierig, weil diese den Eindruck habe, zu kurz zu kommen, und sehr kämpferisch auftrete. Daher liege Juliane daran, die Angelegenheit möglichst noch zu Lebzeiten ihrer Schwester, mit der sie sich sehr gut verstehe, zu regeln. Zugleich leide sie unter den Konflikten mit Johanna: sie habe diese mit aufgezogen und hänge sehr an ihr.
Juliane möchte in der Aufstellung nach einer klaren Haltung suchen. Ganz vorne in der Mitte und direkt an der Kontaktlinie steht die »Vernünftige«, die versuche, in den Hexenkessel der Gefühle Sachlichkeit und Ruhe zu bringen. Sie appelliere an die Vernunft der anderen, aber auch an Julianes eigene Vernunft. Direkt hinter der Vernünftigen ist der »argumentative Schwertfechter«, der für Julianes eigene Interessen eintrete. Dieser argumentiere sehr klar, könne dabei auch scharf und zuweilen verletzend werden, wenn er die Argumente der anderen »zerlege«. Leicht rechts versetzt dahinter stellt Juliane den »Selbstschützer«, der sie vor allem vor Manfreds Attacken schütze und dabei manchmal auch zu scharf schieße. Abgeschirmt hinter dessen Rücken finde sich die »Schutzbedürftige«, die im Laufe der Zeit schon einiges abbekommen habe. Weit hinter diese beiden Zweiergruppen stellt Juliane eine »Selbstfürsorgliche«: diese wisse genau, was ihr guttue, allerdings werde sie kaum gehört.

Diese Mittelgruppe wird rechts und links von getrennten Gruppen flankiert. Rechts steht mit dem Gesicht zur Mitte ein »Flüchtling«, der am liebsten »abhauen« und mit den ganzen Familiengeschichten nichts zu tun haben würde. Links steht, ebenfalls mit dem Gesicht zur Mitte, eine »traurige Familienfrau«, die an ihren Geschwistern hänge und unter den Konflikten leide und die sehe, wie schwer die Situation für Veronika ist, die in ihrer Loyalität zwischen Tochter und Geschwistern hin- und hergerissen sei. Neben und etwas hinter dieser findet sich ein »Friedensstifter«, ganz außen neben diesem eine »Hoffungsvolle«: Trotz der ganzen Streitigkeiten gebe es einen großen Zusammenhalt, alle seien sich wichtig, und die Hoffnungsvolle ist überzeugt davon, dass sich eine Lösung finden lasse.
Da Julianes Kernanliegen die Frage ist, wie sie ihren Geschwistern klar gegenübertreten kann, schlage ich Juliane vor, Stellvertreter für ihre Schwester Veronika, ihre Nichte Johanna und ihren Bruder Manfred an die Kontaktlinie zu setzen.

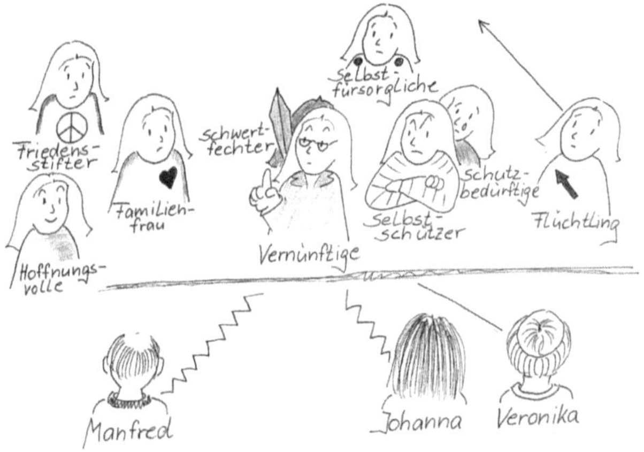

Abbildung 30: Wie kann ich mich im Erbschaftsstreit klar positionieren?

In der ersten Spielrunde versteht man kaum ein Wort, alle reden ohrenbetäubend laut durcheinander. Juliane, die während der Erhebung und des Aufbaus der Bühne sehr dünnhäutig und belastet gewirkt hatte, lebt dabei auf: es sei wunderbar zu sehen,

wie viel Kraft in ihrer Aufstellung sei! Das hätte sie nicht erwartet, sie erlebe sich eher als schwach und hilflos.
Auch die Stellvertreter von Veronika und Johanna benennen Julianes Kraft. Veronika lächelt: so kenne sie ihre Schwester, diese werde schon eine Lösung finden. Auch Johanna mag die Kraft ihrer Tante – reagiert allerdings misstrauisch und leidenschaftlich zornig darauf, dass die Vernünftige vor der Schwertfechterin stehe: das sei »scheinheilig«, hier würden eigene Interessen getarnt als Interessen anderer! Außerdem wird deutlich, wie verbunden Johanna sowohl ihrer Mutter als auch ihrer Tante ist – und wie zornig Johanna auf ihre Mutter ist, weil diese stirbt. Der Stellvertreter des Bruders Manfred reagiert distanziert: er schaue sich das Ganze erst einmal an.
Auch aus dem Inneren Team heraus gibt es deutliche Tendenzen, den argumentativen Schwertfechter aus der Deckung des Vernünftigen herauszuholen, um Klarheit zu schaffen. Wir entscheiden, mit diesem Impuls zu gehen und das Innere Team schrittweise umzustellen und die Wirkung zu erkunden. Als der Vernünftige zur Seite geht und sich einen Schritt hinter den Kämpfer stellt, reagieren Veronika und Johanna deutlich entlastet: jetzt sei der Kontakt sehr viel klarer. Der Kämpfer meldet zurück, dass er nun sein Schwert nicht mehr brauche, er müsse sich weniger anstrengen, um wirksam zu sein. Als Reaktion auf diese Umstellung will die Selbstfürsorgliche, die zuvor ungehört in der hintersten Reihe gestanden hatte, nach vorne, auch dies führt zu einer Entlastung bei anderen Teammitgliedern und bei Veronika und Johanna. Es sei gut, wenn Juliane offen und klar für sich sorge. Zugleich wird in der Rückmeldung vom Stellvertreter des Bruders deutlich, dass an dieser Stelle ein Konflikt entsteht: Manfred gestehe es Juliane nicht zu, so stark aufzutreten und ihre Interessen zu vertreten, sehe seine eigenen Felle davonschwimmen. Je klarer Julianes Aufstellung auf der Bühne wird, desto mehr entspannt sich der Kontakt zu Schwester und Nichte und desto klarer wird der Konflikt mit dem ältesten Bruder. Wir überprüfen diese Entwicklungslinien im Rollentausch und Juliane

bestätigt aus der Position ihrer Geschwister die Rückmeldungen der Stellvertreter.
Schritt für Schritt gehen wir den Impulsen der Stellvertreter nach und erkunden die Wirkung jedes Veränderungsschrittes auf das Innere Team und die Geschwister. Die Familienfrau will weiter nach vorne kommen, um ein Gegengewicht zu den verhandlungsstarken und selbstfürsorglichen Anteilen zu bilden. Hoffnungsvolle und Friedensstifterin stellen sich leicht nach hinten versetzt mit ihr in eine Linie – zugleich ist deutlich, dass dies noch nicht ihre Stunde ist: Zunächst gehe es um Klarheit im Konflikt und erst danach um Versöhnung. Wir fragen die Schutzbedürftige, wie es ihr in dieser Konstellation geht, und Juliane ist erstaunt darüber, dass diese sich gar nicht beklagt: Sie fühle sich gut geschützt, wolle in der zweiten Reihe bleiben – aber ab und an sichtbar werden im Kontakt mit dem ältesten Bruder, damit dieser merke, wie sehr er Juliane oft verletze und ängstige und nicht nur die starken und selbstbewussten Anteile sehe. Als letzter Schritt wird der Flüchtling integriert. Dieser sei vor allem für die Schutzbedürftige wichtig – als Notausgang. Der Vernünftige möchte Blickkontakt zum Flüchtling, um diesen als Möglichkeit für einen geordneten und frühzeitigen Rückzug aus eskalierenden Situationen nutzen zu können.

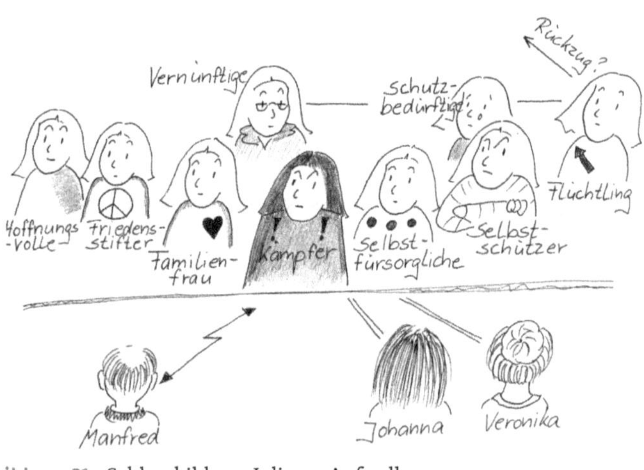

Abbildung 31: Schlussbild von Julianes Aufstellung

> In diesem Bild kommt die Aufstellung zur Ruhe. Juliane fühlt sich sehr entlastet. Sie habe gemerkt, dass sie sehr viel stärker sei, als sie gedacht habe. Es gehe darum, klar aufzutreten, was sie bislang aus Angst vor dem Konflikt mit dem ältesten Bruder, der durchaus mit harten Bandagen kämpfe, vermieden habe. Und sie freue sich, wie stark die Verbindung zu ihrer Schwester und ihrer Nichte sei, und habe verstanden, dass die Wut der Nichte sehr viel mit dem absehbaren Tod der Mutter zu tun habe.

Wenn ich äußere Personen mit aufstelle, dann überprüfe ich häufiger als bei der Arbeit mit inneren Anteilen die Rückmeldungen der Stellvertreter durch Fragen an den Klienten (»Ist das stimmig für Sie? Würde Ihre Mutter, Ihr Bruder, Ihre Frau so reagieren?«) oder durch einen Rollentausch mit der Protagonistin. Denn während ich die Mitglieder des Inneren Teams während der Erhebung gewissermaßen selbst kennenlerne und ein Gefühl für sie bekommen kann, fehlt mir diese unmittelbare eigene Einfühlung bei äußeren Personen, denn sie sind schlicht nicht da. Mein Pol des Kompasses (siehe S. 92) ist daher bei der Arbeit mit Stellvertretern äußerer Personen weniger zuverlässig. Darum nutze ich verstärkt die Resonanz der Klientin zur Überprüfung der Rückmeldung der Stellvertreter.

4.3.11 Verdecktes Arbeiten

Wichtig ist: Die Therapeutin muss die Hintergründe eines Themas nicht kennen, um damit arbeiten zu können. Sie muss die Ursprünge der Angst eines Anteils nicht kennen, um ihn entlasten zu können, sie muss nicht wissen, was eine Klientin oder ein Klient im Einzelnen erlebt hat. Meiner Erfahrung nach muss nicht einmal der Klient selbst es wissen. Es gibt manchmal Punkte in Aufstellungen, wo sich andeutet, dass ein wichtiger Teil der Geschichte eines Klienten eine Rolle spielt, die dieser in diesem Rahmen nicht erzählen möchte oder kann. Ich begegne dem mit einer Haltung von »du darfst hier alles erzählen, du musst hier nichts erzählen«. Diese doppelte Erlaubnis ist wichtig, egal, wie der Klient sich entscheidet.

Wehrlos

Ansgar Pohlmann stellt sein Inneres Team zu der Frage auf, warum er sich nicht verteidigen kann, wenn er angegriffen wird. Zu seinem Inneren Team gehört auch ein ›verletzter Junge‹. Dieser hatte in der ersten Spielphase mitten auf der Bühne gestanden, ungeschützt, allein und vollständig stumm. Ansgar nähert sich jetzt diesem Teil: er würde ihn gerne kennenlernen. Dann geht er in den Rollentausch.

Ansgar schweigt als verletzter Junge und steht starr da.

Therapeutin doppelt: »Ich kann gar nicht reden.«

Ansgar als verletzter Junge: »Stimmt.« Er schweigt weiter, zieht sich geradezu in sich zusammen.

Therapeutin: »Ich bin wie erstarrt vor Angst.«

Ansgar: »Stimmt.« Er entspannt sich nicht durch das Doppeln, bleibt starr und schweigt.

Therapeutin fragt ihn: »Kennt Ansgar deine Geschichte, weiß er, auf welcher Angst du sitzt?«

Ansgar nickt, ein wenig der Anspannung scheint sich zu lösen. Wenn er es zulassen würde, dann würde er jetzt weinen.

Therapeutin doppelt: »Du kennst meine Geschichte, du weißt, warum ich da bin und warum ich so viel Angst habe, wenn ich angegriffen werde. Stimmt das?«

Ansgar nickt, dann geht er in die Rolle des Oberhaupts. Therapeutin lässt den Stellvertreter diese Sätze wiederholen. Ansgar hört zu. *Die Therapeutin nach Pause:* »Wie ist es, das zu hören?«

Ansgar als Oberhaupt: »Er hat recht, ich weiß, warum er da ist, ich weiß es gut. Aber ich will es nicht mehr fühlen.«

Therapeutin: »Sag ihm das.«

Ansgar als Oberhaupt: »Ich weiß, warum du da bist, du hast allen Grund, Angst zu haben. Mir ist es manchmal schwer zu fühlen, wie viel Angst du hast.« (Rollentausch, der Stellvertreter wiederholt diese Sätze)

Ansgar als verletzter Junge: »Ja. Du gehst weg, du willst mit meiner Angst nichts zu tun haben.« (Rollentausch, der Stellvertreter wiederholt diese Sätze)

Ansgar als Oberhaupt (nach einer Pause): »Das stimmt, das tut mir leid.«
Therapeutin: »Er braucht es, dass du da bist. Ich glaube, damals war er ganz allein, stimmt das?«
Ansgar als Oberhaupt: »Ja, das war so.«
Per Rollentausch sagt Ansgar dem Teil, dass er heute für ihn da sein wolle und lernen wolle, ihn besser zu versorgen und ihn zu schützen. Außerdem gebe es Menschen, denen er sich anvertrauen könne, wenn es ihm schlecht gehe, und die ebenfalls für ihn da seien. Der Junge reagiert etwas skeptisch (wird Ansgar das im Alltag durchhalten?) und zugleich entlastet.
Therapeutin: »Ich glaube, es wäre gut, ihm zu sagen, dass es damals furchtbar war, aber dass es heute vorbei ist. Und dass er nicht schuld daran war. Stimmt das alles?«
Ansgar als Oberhaupt: »Ja, das stimmt.«

Die Therapeutin muss nicht wissen, was passiert ist. Wenn ein innerer Anteil sehr verstört ist, dann *war* es schlimm, egal, worum es im Einzelnen gegangen ist. Und in aller Regel sind diese Situationen vorbei. Als Erwachsener ist der Klient aus den alten Abhängigkeiten herausgewachsen, und was für ein Kind furchtbar ist, das kann der Erwachsene bewältigen. Ebenso sind Kinder nicht schuld an dem, was mit ihnen passiert. Wenn der Klient das anders sieht und sich selbst beschuldigt, dann ist es wichtig, dass dies in der Aufstellung Thema wird und bearbeitet werden kann. Das Gleiche gilt dann, wenn der Klient oder die Klientin deutlich macht, dass die verstörende oder traumatische Situation noch nicht vorbei ist. Dann hat die Frage, wie die Klientin aus dieser Situation herauskommen und sich schützen kann (oder was sie daran hindert, dies zu tun), höchste Priorität.

4.3.12 Wächter achten, Widerstand achten

Die grundlegende Haltung in der Aufstellungsarbeit mit dem Inneren Team ist die Überzeugung, dass alles, was passiert, einen Sinn hat. Wenn ein Teil nichts über seinen Hintergrund erzählen will oder kann oder wenn es nicht weiterzugehen scheint, dann hat das einen Grund und einen Sinn. Wenn ein Teil sich nicht verändern will und hart bleibt, dann hat es seinen Grund.

Die Therapeutin hat nicht die Aufgabe (und auch nicht die Möglichkeit), etwas zu verändern. Sie kann sichtbar machen, was ist. Wenn das Innere Team bereit zu einer Veränderung ist, dann kann sie der daraus entstehenden Bewegung einen Rahmen geben und diese begleiten und unterstützen. Wenn es innere Anteile gibt, welche Bedenken gegen eine Veränderung haben, dann kann die Therapeutin dazu beitragen, diese Bedenken sichtbar und manchmal verständlich zu machen. Das kann ein sehr wichtiger Schritt und das ehrenwerte Ergebnis einer Aufstellung sein.

Aufstellung ist ein sehr machtvolles und potentes Instrument. Gerade darum ist es wichtig, die Wächter zu achten und eher die Bedenken zu verstärken, als eine Veränderung zu forcieren. Aufstellungen erzeugen einen Sog – auch deswegen, weil sie in einer Gruppe stattfinden. Häufig möchten die Aufstellenden den anderen Teilnehmern gerne ein schönes Ergebnis präsentieren, wenn sie schon so viel Zeit eingeräumt bekommen und die anderen sie nach Kräften unterstützen. Dieser Erfolgssehnsucht sollte die Therapeutin nicht verfallen! Es kann im Gegenteil ihre Aufgabe sein, zur Anwältin der Langsamkeit zu werden und die Beharrungskräfte zu achten und zu rehabilitieren.

Methodisch kann sie …

- Bedenkenträger im Inneren Team doppeln: »Ich will das nicht. Ich bleibe hart. Stimmt das? Und ich bleibe hart, weil …«
- den Teil fragen, ob dies der richtige Rahmen ist: »Ist dies der richtige Rahmen für Sabine, um sich diesem Thema zu nähern? Was bräuchte sie dafür?«
- ein zögerliches Teammitglied zu diesem Zögern interviewen: »Weißt du selber, worum es geht? Weiß Sabine auch, worum es geht? Was fürchtest du, wenn du Sabine davon erzählst? Glaubst du, dass sie es wissen will? Glaubst du, dass sie es aushält?« Es ge-

hört zur Magie der Aufstellungsarbeit, dass manchmal die Anteile Dinge wissen, welche das Oberhaupt nicht weiß. In der Rolle des Teils weiß die Klientin dann, dass dieses Wissen in diesem Teil vorhanden ist, in der Rolle des Oberhaupts weiß sie zugleich nicht, worum es geht. Das unbewusst vorhandene Wissen wird erst dann erinnert, wenn der Teil sich davon überzeugt hat, dass das Oberhaupt wissen will, worum es geht, und das auch aushält.

Therapeutin: »Traust du ihr zu, dass sie es aushalten kann, sich diesem Thema zu stellen?«
Sabine in der Rolle des Wächters: »Nein.«
Therapeutin: »Sag ihr das!«
Sabine in der Rolle des Wächters zum Oberhaupt: »Du könntest das nicht aushalten, du konntest noch nie mit Schmerz umgehen.«
Sabine wechselt in die Rolle des Oberhaupts. Therapeutin fragt sie in der Rolle des Oberhaupts: »Wie reagierst du darauf? Stimmt das?«
Sabine in der Rolle des Oberhaupts zum Wächter: »Du hast recht, früher konnte ich das nicht. Aber heute schon, heute kann ich das aushalten.«
Klientin wechselt in die Rolle des Anteils und schweigt. Therapeutin fragt Sabine in der Rolle des Wächters: »Glaubst du das?«

Erneut ist hier wichtig, dass die Therapeutin keine Erfolgssehnsucht hat. Manchmal glaubt der Anteil es, manchmal nicht. Manchmal scheint für mich als Therapeutin spürbar, dass die Klientin stabil und an dem Punkt ist, wo sie sich schwierigen Gefühlen wirklich stellen will und kann. Manchmal habe ich auch den Eindruck, dass die Bedenken des Teils berechtigt sind und dass die Klientin zwar gerne würde, aber noch nicht an dem Punkt ist. Dann tut dieser skeptische Teil gut daran, zögerlich zu sein. Es ist wichtig, das Tempo der Klientin zu achten und dieser wie auch der Gruppe gegenüber deutlich zu machen, dass es nicht um Schnelligkeit geht, sondern um das Tempo, das dieser Klientin zu diesem Zeitpunkt angemessen ist. Lieber ein langsamer nachhaltiger Schritt als ein beeindruckendes Feuerwerk, das schnell verpufft. Lieber eine vorsichtige Annäherung als ein Kraftakt, der die Klientin überfordert und sie beschämt oder beschädigt zurücklässt.

4.4 Die Rolle des Therapeuten im Feld

Die Rolle der Therapeutin oder des Therapeuten im Feld besteht darin, den Klienten auf seinem je eigenen Weg zu begleiten und ihm Rückhalt zu geben. »Begleiten« meine ich in diesem Fall wörtlich: Ich bleibe bei der Arbeit auf der Aufstellungsbühne dicht neben den Klienten, laufe also neben ihnen her und stehe unmittelbar neben ihnen. Mein Eindruck ist, dass dies wichtig ist, auch bei Klienten, die sehr reserviert und distanziert sind und die im normalen Kontakt viel Abstand halten.

Wenn ich davon ausgehe, dass das Feld räumlich ist, dann gibt mir die räumliche Nähe zum Klienten die Möglichkeit, seine Position im Feld zu teilen, also zu spüren, was auch der Klient spürt. In einem Workshop habe ich einmal versucht, Teilnehmern Aufstellungsarbeit auf die gleiche Weise beizubringen, wie ich auch die Erhebung des Inneren Teams oder die Arbeit mit Imagination lehre. Ich habe die Teilnehmer eine Aufstellung leiten lassen und saß selbst am Rand, in der Absicht, Live-Supervision zu machen. Es war eine erstaunliche und beeindruckende Erfahrung, dass ich mich zur Supervision nicht wirklich in der Lage sah: Denn vom Rand aus verstand ich die Aufstellung nur höchst rudimentär. Ausgehend von dieser Erfahrung habe ich eine Weile mit meiner Position im Feld experimentiert und dabei gemerkt, dass ich eine Aufstellung wesentlich durch körperliche Wahrnehmungen verstehe. Es bleibt nicht bei diesen Wahrnehmungen, natürlich reflektiere ich diese und spreche mit Klienten und Stellvertretern. Aber ohne die unmittelbare körperliche Wahrnehmung des Feldes fühle ich mich wie eine Blinde, der Sehende eine Landschaft beschreiben. Mein »Beschatten« des Klienten hat also die Funktion, ihn in diesem Feld begleiten zu können.

Zweitens gebe ich den Klienten damit Rückhalt. Ich stehe in einem wörtlichen Sinne an ihrer Seite oder in ihrem Rücken. Da viele Klienten sich auf der Aufstellungsbühne unmittelbar mit Lebensthemen konfrontieren, scheint mir dieser Rückhalt wichtig, und einige Klienten formulieren hinterher auch, dass ihnen das Sicherheit gegeben habe. Mit Blick auf den Abstand verlasse ich mich dabei auf mein Gefühl, ich achte also auf implizite Signale des Klienten. Wenn ich den Eindruck habe, zu nah zu sein, gehe ich ein Stück zurück – beispielsweise dann, wenn der Klient Anteile umarmt und eine sehr intime Atmosphäre entsteht oder wenn der Klient sehr deutlich als Oberhaupt die Zügel an sich nimmt und ich den Eindruck habe, als beschattende Leiterin in diesem Moment nicht gebraucht zu werden.

Meine zentrale Rolle als Leiterin ist es, dem Klienten zu helfen, seinen eigenen Weg zu finden. Ich frage nach Impulsen, ermutige ihn, Dinge auszuprobieren, werte diese mit ihm aus, bestärke ihn darin, sein eigenes Tempo zu finden. Ich benenne eigene Beobachtungen und an Punkten, wo der Klient ratlos ist, und/oder wo der Prozess ins Stocken gerät, gebe ich Rückmeldungen, mache Vorschläge und prüfe mit dem Klienten, ob diese passen oder nicht.

Von zentraler Wichtigkeit scheint mir zu sein, dass der Therapeut keine Fantasien oder Überzeugungen dazu äußert, welche Fakten hinter einer bestimmten Aufstellung stehen, und dass er auch allzu spekulationsfreudige Stellvertreter bremst. Ich habe mehrfach erlebt, dass Klienten mit abenteuerlichen Geschichten aus Aufstellungen kamen. Die Therapeuten hätten aus der Aufstellung Informationen über Missbrauch, Seitensprünge der Eltern, Halbgeschwister, verstoßene oder verstorbene Familienmitglieder oder Kriegsverbrechen herausgelesen. Die Klienten sammelten mit viel Mühe Belege für diese angeblichen Informationen und sprachen mit Bewunderung von der besonderen Intuition des Therapeuten, der etwas erspürt habe, was zuvor keiner gewusst habe. Die Attraktivität solcher Geschichten liegt darin, dass sie dem Leiden einen vermeintlichen Sinn geben. Aber der praktische Wert für die Klienten in Form von Wachstumsprozessen war für mich selten erkennbar. Die Deutungen das Therapeuten versperrten vielmehr den Blick auf das reale Leben, und einige Male hatten die angeblichen Informationen den Klienten oder seine Familie schwer erschüttert und Klientinnen aus meiner Sicht geschadet. Und wenn eine solche Geschichte erst einmal Teil der Identität geworden ist, dann ist das kaum mehr zu verändern, häufig ist der Preis auch zu hoch geworden (wenn beispielsweise die Klienten im Gefolge einer Aufstellung den Kontakt zu den Eltern abgebrochen hatten).

Ich halte es für einen Kunstfehler, wenn der Therapeut Aussagen über angebliche Fakten macht. Denn der Therapeut kann es nicht wissen – er war nicht dabei! Und hinter ähnlichen Konstellationen können sehr unterschiedliche Geschichten stehen. Zudem muss der Therapeut es auch nicht wissen, es ist keine Interpretation von außen nötig – der Klient selbst verfügt über das Wissen, das er braucht, um wachsen zu können. Es reicht vollauf, wenn Therapeutin und Stellvertreter ihn unterstützen, dieses Wissen in sich zu aktivieren. Wenn er dabei auf Hinweise für wesentliche Ereignisse seiner Familiengeschichte stößt, dann kann er im realen Leben versuchen, diesen nachzugehen. Nicht immer wird er dabei fündig werden – aber das ist auch nicht das Entscheidende. Entscheidend ist, dass die inneren Bilder ernst genommen werden und der Klient ein Verhältnis zu diesen entwickelt. Entscheidend ist, dass der Klient das Vertrauen entwickelt, dass er in sich selber einen Kompass hat und dass es sich lohnt, diesem Kompass folgen zu lernen. Eine Aufstellung kann ein Schritt auf diesem Weg sein.

KAPITEL 5

Bedeutungsschichten

Manifeste Deutungen des Therapeuten werden nicht nur häufig die innere Wahrheit des Klienten verfehlen – sie verfehlen auch das, was ich für das Wesen von Aufstellungen halte: ihre Mehrdeutigkeit und Prozesshaftigkeit, also die Art von »Wahrheit«, die sie womöglich spiegeln können.

5.1 Aufstellungen sind mehrdeutig

Aufstellungen können eine enorme Evidenz und Überzeugungskraft entwickeln. Wenn ein Klient mit einer Gruppe und einem Therapeuten in seine innere Welt eintaucht und es gelingt, gemeinsam ein Bild und ein Verständnis der zugrunde liegenden Dynamik zu entwickeln, dann scheint ein Sinn auf. Varga von Kibéd verweist auf die darin liegende Gefahr, Aufstellungen »wie eine Art Mikroskop, Fernrohr oder Indizienbeweis für familiäre und berufliche Zusammenhänge zu verstehen« (Varga von Kibéd 2008a, S. 26). Dieser Hinweis ist sehr berechtigt: Aufstellungen sind mehrdeutig, sie haben Bedeutungsschichten. Auch eine umsichtige und vorsichtige Art der Aufstellung kann jeweils nur eine oder wenige davon sichtbar machen. Nicht selten scheint sich im Nachklang zu zeigen, dass die Bedeutungsschicht, die im Workshop gefunden wurde, nicht unbedingt die wichtigste war. Und nicht selten scheinen Klienten vieles von dem, was mir als Therapeutin bei der Aufstellung als das Wichtigste schien, zu vergessen – und berichten zugleich, dass die Aufstellung wichtige Prozesse in Gang gesetzt habe.

Der Schatten des Vaters

Ruth Kaschorke ist Mitte dreißig, beruflich sehr erfolgreich und chronisch überarbeitet. Bislang habe sie eine Führungsposition in der Wirtschaft innegehabt, wo ein »200 % iger Einsatz« erwartet worden sei. Jetzt wechsle sie gerade die Firma, und ihre neue Chefin habe ein deutlich anderes Klima beschrieben. Niemand würde erwarten, dass sie mehr arbeite, als ihr Stundenkontingent hergebe, und wenn Ruth wolle, dann könne sie auch Teilzeit arbeiten. Die Vorstellung, mehr Zeit für sich und mehr Ruhe zu haben, stoße bei ihr auf eine große Sehnsucht – zugleich sei es im Grunde undenkbar, weniger zu arbeiten. Nacht für Nacht schrecke sie aus bedrohlichen Träumen auf und habe, ausgelöst durch die Eurokrise, große Angst vor Krieg. Auch diese Angst halte sie nachts wach, sodass sie kaum mehr schlafe.

Ruths Schilderung löst in mir große Sorge aus. Das Ausmaß ihrer Überarbeitung scheint mir ungewöhnlich und bedrohlich, und ich bin froh, dass sie dieses Thema ansehen will. Auf der Bühne ergibt sich folgendes Bild:

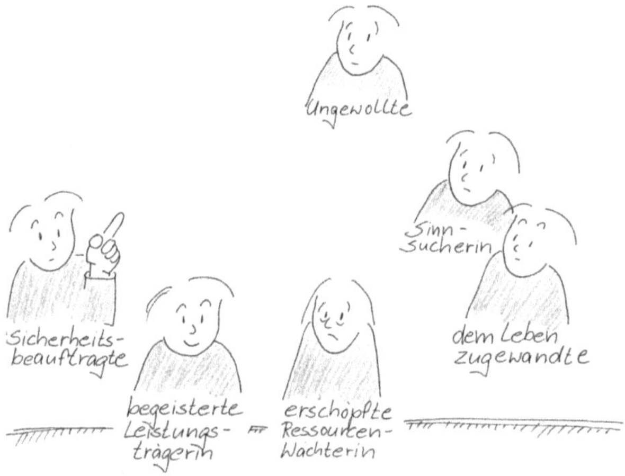

Abbildung 32: »Wie kann ich zur Ruhe kommen?«

Ganz vorne links an die Kontaktlinie stellt Ruth eine »begeisterte Leistungsträgerin«. Diese habe viele Ideen und liebe ihre Arbeit.

Sie freue sich auf die neue Aufgabe, und wenn es nach ihr ginge, würde Ruth sich Hals über Kopf hineinstürzen und das neue Feld energievoll beackern. Direkt daneben steht einen Schritt zurück eine »Sicherheitsbeauftragte«. Ruth habe lange studiert, dann erst einmal im sozialen Bereich zwar hoch qualifizierte Arbeit gemacht, dabei aber schlecht verdient. Dies habe ihrer Rente nicht eben gutgetan. Der Sicherheitsbeauftragten ist es wichtig, dass Ruth genug Geld hat – damit sie vor der Armut geschützt ist, die sie in ihrer Kindheit erlebt hat, damit sie sicher auf eigenen Beinen stehen könne und von anderen unabhängig sei. Die Sicherheitsbeauftragte ist nicht begeistert von der Aussicht, dass Ruth weniger arbeiten und vor allem weniger verdienen könnte.

Rechts neben diesen beiden Arbeiterinnen und als Einzige außer der Leistungsträgerin ganz vorne steht eine »erschöpfte Ressourcenwächterin«. Beim Eindoppeln auf der Bühne wird noch sehr viel deutlicher als bei der Erhebung des Inneren Teams, wie bedrohlich sich das Ausmaß von Ruths Überarbeitung darstellt. Ruth habe ernsthafte körperliche Symptome, sei chronisch gereizt, habe seit 1½ Jahren keinerlei Urlaub gemacht und wechsle auch ohne nennenswerte Urlaubspause auf die neue Stelle. Eigentlich müsste Ruth sich umgehend krankschreiben lassen. Als ich frage, wie lange Ruth sich krankschreiben lassen würde, wenn es nur nach der Ressourcenwächterin ginge, sagt diese: »Zwei Monate und dann mal sehen.«

Hinter die Ressourcenwächterin ganz hinten am Bühnenende stellt Ruth eine »Ungewollte« auf. Ruths Mutter habe sie nicht haben wollen, Ruths Andeutungen beim Eindoppeln der Ungewollten verstehe ich als Hinweis auf einen Abtreibungsversuch. Ruth habe die Ungewollte lange nicht sehen und nicht haben wollen, aber sie habe diese im Laufe einer langen Therapie besser kennengelernt. In letzter Zeit allerdings sei der Kontakt wieder verloren gegangen, weil Ruth nur noch arbeite. Einer möglichen Reduzierung der Arbeitszeit steht die Ungewollte ambivalent gegenüber. Ruths Erfolg, ihre Wichtigkeit am Arbeitsplatz und das

daraus resultierende Selbstbewusstsein täten der Ungewollten einerseits gut. Zugleich wäre es gut, wenn Ruth mehr Ruhe hätte, um sich mehr um diesen bedürftigen Anteil kümmern zu können. Ruth hatte als Stellvertreterin für die Ungewollte die Teilnehmerin genommen, welche sich am deutlichsten mit Therapieerfahrung exponiert hatte.
Rechts am Bühnenrand findet sich eine »Sinnsucherin«. Diese beschäftige sich mit Meditation und Spiritualität, suche nach dem Sinn von Leiden, von Krieg, nach dem Sinn des Lebens und dem, was im Leben Halt gebe. Der Anteil sei sehr wichtig, allerdings kaum in Ruths Alltag integriert. Für die Suchende hatte Ruth einen der beiden Männer aus der Gruppe ausgesucht, einen rundlichen, freundlichen und väterlich wirkenden Mann, der in der Gruppe mehrfach von seinen Töchtern erzählt hatte.
Neben und etwas vor diesen stellt Ruth die »dem Leben Zugewandte«. Diese liebe und genieße das Leben, reise gerne, treffe sich gerne mit Freunden und habe Freude an schönen Dingen. Sie sei nicht von Anfang an da gewesen, sondern im Laufe von Ruths Leben dazugekommen. Es habe Zeiten gegeben, da habe sie viel Raum gehabt, aber in letzter Zeit führe sie eher ein Schattendasein, ohne zu wissen warum. Manchmal gebe es Auszeiten, lange Reisen – aber auch dies sei nicht in den Alltag integriert und inzwischen schon lange nicht mehr vorgekommen. Stellvertreterin für diesen Anteil war die lebhafteste und bunteste Frau in der Gruppe.

Nach dem Eindoppeln war mein Eindruck, dass die Bedrohlichkeit und das Selbstzerstörerische an Ruths Zustand aus dem Aufgestellten nicht verständlich war. Die Ungewollte schien mir zu bekannt und zu integriert, um solche Folgen auszulösen, und ich hatte den Eindruck, dass hinter den beiden Arbeiterinnen ein energetisches Loch war. Außerdem war in der sehr kleinen Gruppe ausgerechnet der dominanteste Teilnehmer übrig geblieben – ein großer, kräftiger, attraktiver und dominanter Mann, mit dem Ruth viel Zeit verbrachte.

Die erste Spielphase hat wenig Dynamik. Die einzelnen Anteile erzählen mit wenig Energie nacheinander und beziehen sich praktisch überhaupt nicht aufeinander. Nachdem alle gesprochen haben, verstummen alle, und das Spiel ist zu Ende. Ruth benennt, dass sie während der Spielphase im Grunde nur die beiden Arbeiterinnen wahrgenommen habe und dass sie (anders als bei der Erhebung und beim Eindoppeln) vollständig mit diesen identifiziert gewesen sei. Auch die Stellvertreterinnen der beiden Arbeiterinnen berichten, dass sie nur die jeweils andere und sonst niemanden wahrgenommen hätten. Auch die Erschöpfte hatte nur die Arbeiterinnen wahrgenommen, diese hätten ihr den Rest ihrer Energie aus dem Leib gezogen, und sie habe sich diesen gegenüber vollständig hilflos gefühlt. Die anderen drei hatten sich sehr isoliert und einsam gefühlt, die dem Leben Zugewandte fühlte sich so schwach und zittrig auf den Beinen, dass sie sich hinsetzen musste.
Im Gespräch wirkte Ruth auf mich, als würde sie geradezu in die Dynamik hineingesogen, als würde sie sich mit und nach diesem ersten Spiel immer mehr mit der Leistungsträgerin und der Sicherheitsbeauftragten identifizieren. Weiterhin schien mir, dass dieser Sog allein mit dem, was wir aufgestellt hatten, nicht erklärbar war und dass eine machtvolle Gestalt auf der Bühne fehlte. Ich spreche Ruth darauf an, und sie sagt spontan, darüber habe sie auch gerade nachgedacht – sie wisse aber nicht, wer oder was denn fehle. Ich lade sie ein, auf die Bühne zu gehen und zu schauen, wo denn der fehlende Teil stehen müsse. Ruth bleibt im freien Raum zwischen den Arbeiterinnen und der Ungewollten stehen.

Ruth als fehlender Teil (nach einer längeren Pause): »Ich bin ganz ruhig.«
Therapeutin: »Wie im Auge des Sturms.« Ruth nickt.
Therapeutin: »Wie geht es dir hier?«
Ruth: »Gut. (Pause). Ich bin machtvoll und unbewegt. Ich will mich nicht ändern.«

Therapeutin: »Und wie ist es zu sehen, wie Ruth mit sich umgeht?«
Ruth: »Das ist mir egal.«
Therapeutin: »Willst du ihr Gutes?«
Ruth (überlegt): »Es ist mir egal, wenn sie gegen die Wand fährt. Ich will hier bleiben.«

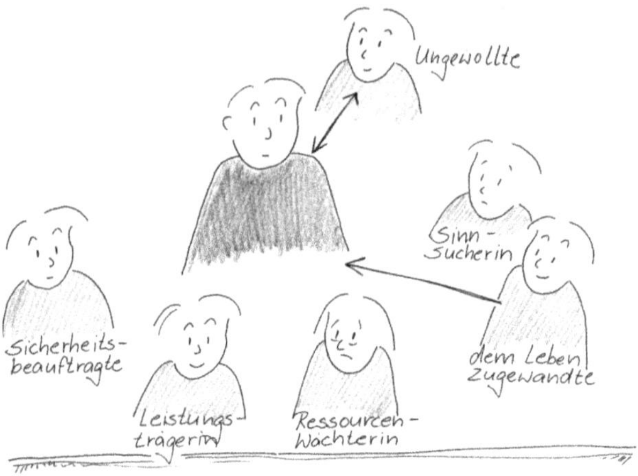

Abbildung 33: Der Schatten

Ich bitte den übrig gebliebenen Mann, die Position dieses Teils einzunehmen, und lade Ruth dazu ein, sich das Bild von vorne aus, aus der Oberhauptposition heraus, anzusehen. Der Stellvertreter des Teils überragt alle anderen um fast einen Kopf, er ist eindeutig das kraftvolle Zentrum der Aufstellung. Ich frage die Stellvertreter der anderen Anteile, was sich verändert habe mit diesem Teil und wie sie auf diesen reagieren. Die Ungewollte sagt spontan: er gehöre zu ihr, sie sei ihm verbunden, der neue Teil nickt. Die Arbeiterinnen nehmen ihn kaum wahr, für sie habe sich nichts verändert. Die Sinnsucherin finde ihn »gruselig, aber nicht verwunderlich«. Die dem Leben Zugewandte stellt sich wieder hin: sie habe mehr Kraft, jetzt, wo er da sei, und fühle eine starke Verbindung.
Ruth fühlt sich an ihre bedrohlichen Träume und an ihre Angst vor Krieg erinnert, irgendetwas habe es damit zu tun. Ich frage

behutsam nach, welche Rolle der Krieg in ihrer Familie gespielt habe. Wir umkreisen das Thema in großen Linien, ich frage aus dem klaren Gefühl heraus, dass Ruth nicht über Details sprechen möchte, nicht nach Dingen, die sie nicht von allein erzählt. Deutlich wird, dass beide Großväter als Soldaten im Krieg und später in Kriegsgefangenschaft waren. Der Vater der Mutter sei schwer traumatisiert aus dem Krieg gekommen. Eher im Ton als im explizit Gesagten deutet Ruth an, was für eine zerstörerische Rolle dieser Großvater gespielt habe. Die Mutter habe so früh wie möglich ihr Elternhaus verlassen, sei dann Ruths Vater »über den Weg gelaufen« und schnell schwanger geworden. Die Mutter habe dieses Kind nicht gewollt. Ruths Vater sei dem Großvater sehr ähnlich und in vielerlei Hinsicht sehr destruktiv. Ruth habe inzwischen den Kontakt abgebrochen. Der Vater sei »vor die Wand gefahren«, er habe immer gearbeitet wie ein Wahnsinniger, sei aber dennoch im finanziellen Ruin und in der sozialen Isolation gelandet. Und er habe eine ähnliche Statur wie der Stellvertreter des fehlenden Teils: groß, stark und sehr attraktiv.
Ich sage Ruth, es klinge, als sei ihr Vater sehr, sehr schwierig und als habe sie den Kontakt zu ihm nicht ohne Grund abgebrochen. Und es klinge zugleich, als habe sie eine starke Verbindung zu ihm. Das stimme. Ich frage sie, was sie jetzt mit dem Vater (oder seinem Schatten), der dort mitten in ihrem Inneren Team stehe, tun wolle. Ruth atmet tief durch: sie glaube, er müsse dort weg. Ich schlage ihr vor, ihm das zu sagen. Während des folgenden Dialogs wechselt Ruth im Rollentausch zwischen ihrer eigenen Position und der des Vaters, ich begleite sie und dopple sie in beiden Rollen.

Ruth stellt sich vor den Stellvertreter des Vaters, schaut diesen an und sagt dann spontan: »Ich kann dich nicht retten.« (Rollentausch)
Ruth als Vater/Schatten: »Das weiß ich, eigentlich weiß ich, dass das nicht deine Aufgabe ist. Aber ich habe meine Seele verloren. Und wer soll mich denn sonst retten?« (Rollentausch)

Ruth: »Ich kann das nicht mehr, ich will das nicht.« (Rollentausch)
Ruth als Vater/Schatten: »Aber wer soll mich denn sonst retten?«
Therapeutin doppelt: »Ich bin verzweifelt und allein. Du bist alles, was ich habe.« Ruth als Vater/Schatten nickt. (Rollentausch)
Ruth schweigt lange, niemand sagt etwas. Dann sagt sie weinend: »Ich lasse dich jetzt los.« Wieder schweigt Ruth lange, ihre Traurigkeit ist sehr spürbar. Nach einer Weile frage ich: »Und jetzt?« Ruth sagt zum Vater: »Bitte geh.« (Rollentausch)
Ruth als Vater/Schatten: »Freiwillig gehe ich nicht!« Aus der Rolle wendet sie sich mir zu und sagt: »Wenn sie mich auffordern würde zu gehen, dann würde ich das schon tun!« Ich erwidere: »Das habe ich mir schon gedacht – mal sehen, ob sie das macht.« (Rollentausch)
Ruth schweigt wieder längere Zeit, dann sagt sie mit fester Stimme: »Ich will, dass du jetzt gehst.« Sie schaut den Stellvertreter dabei sehr klar an, dieser nickt. Ich überprüfe die Wirkung noch einmal im Rollentausch, auch Ruth selber ist in der Rolle des Vaters nun bereit zu gehen. Ruth bringt den Stellvertreter des Vaters aus dem Raum ihres Inneren Teams heraus und setzt ihn in den Zuschauerraum.
Ruth ist nun erleichtert, sie sei erschöpft und ihr sei schwindelig. Wir laden die Stellvertreter zu einer Rückmelderunde ein: Was hat sich verändert durch diese Sequenz, was hat sie erreicht und wie haben sie das erlebt? Die Arbeiterinnen berichten, dass sie zum ersten Mal etwas gemerkt hätten von dem, was um sie herum auf der Bühne passiere. Sie hätten den Impuls, sich zu entspannen, auszuruhen und zurückzutreten. Die Ungewollte fühle sich lebendiger und entlastet. Die dem Leben Zugewandte findet es schwer, sich vom Vater zu trennen: sie brauche die Verbindung zu ihm, um sich lebendig zu fühlen. Ruth möchte nun nach einer neuen Aufstellung suchen. Dabei nimmt die Suchende (die Ruth nun als »guten Vater« anspricht) den zentralen Platz in der Mitte der Bühne ein. Alle anderen gruppieren sich um diesen Anteil herum, der dem Leben Zugewandten ist es dabei wichtig, den

Vater von ihrem Platz aus sehen zu können. Die Erschöpfte kommt ganz nach vorne, als Symbol dafür, dass dies momentan das zentrale Thema sei.

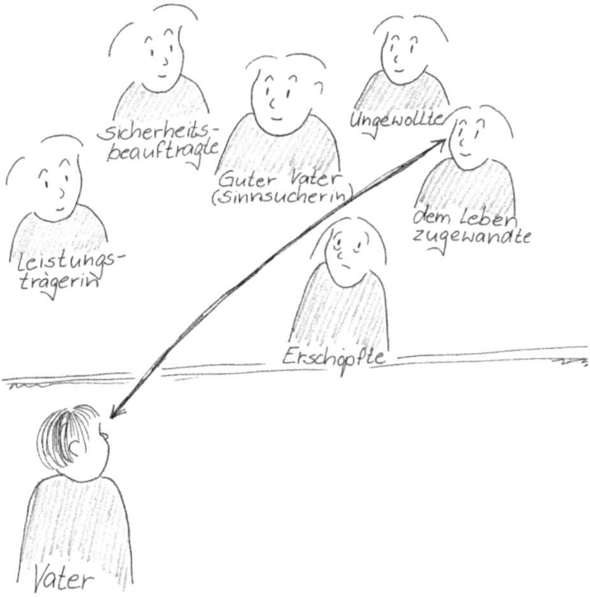

Abbildung 34: Ein neues Bild

Ruth berichtet in der Morgenrunde am nächsten Tag, erstmals seit Monaten durchgeschlafen zu haben. Es fühle sich runder an als vorher, zugleich sei ihr sehr bewusst, dass dieses Thema noch nicht zu Ende sei und dass sie weiterhin darauf achten müsse, Verantwortung für die Anteile zu übernehmen, die sie aus den Augen verloren habe, wenn sich wirklich etwas ändern solle.

Ruths Nachklang

Es ergab sich die Gelegenheit, nach drei Jahren eine längere Nachbesprechung mit Ruth zu führen. Was sie selbst von der Aufstellung erinnerte, waren zwei innere Anteile: die »Ungewollte« und den »Verfolger«, der später hinzugekommen sei. Von diesen habe

sie noch ein klares Bild und wisse auch noch, welcher Teilnehmer jeweils für diesen Anteil gestanden habe. Sie wisse noch, dass der Verfolger mit dem Vater zu tun gehabt habe. Dass dieser für den Vater gestanden habe und dass es für sie darum gegangen war, sich von seinem Schicksal zu lösen, erinnerte sie nicht mehr.
Zugleich habe das Thema weiter gewirkt. Einige Zeit später sei während einer Entspannungsübung der Verfolger vor ihrem inneren Auge erschienen. Diesem sei dann ein weiser älterer Mann zur Seite getreten. Sie arbeite im Autogenen Training gelegentlich mit einer Form, in der sie eine weise Frau imaginiere, habe dies aber hier nicht bewusst eingeleitet. Als sie sich gewundert habe, warum es diesmal ein Mann sei, sei noch eine weise ältere Frau hinzugetreten. Daraufhin habe sich der Verfolger beruhigt, sei friedlich geworden. Es sei dann noch ein »Engel des Mitgefühls« dazugekommen (was Ruth im Erzählen peinlich sei: das sei eigentlich gar nicht ihre Welt. Engel! Also wirklich, so was Pathetisches –). Auch währenddessen habe sie diesen Engel zwiespältig gesehen und gedacht: nicht schon wieder nur Mitgefühl! Daraufhin sei noch der »Engel der Abgrenzung« gekommen, und mit diesen fünf Figuren habe sich das Bild dann beruhigt.
Wieder einige Zeit später sei ihr dann auf einmal blitzartig bewusst geworden, wofür der Verfolger stehe: nämlich für den Hass ihrer Eltern aufeinander, den sie nicht habe ertragen können und den sie auf sich selber gerichtet habe, um ihn zu »neutralisieren«. Mit dieser Erkenntnis habe sie mehr Distanz zum Verfolger gewonnen, es sei noch ein Stück friedlicher geworden. Danach sei sie eines Morgens mit dem Bild aufgewacht, wie sie im Kinderwagen liege; sie habe aus der Perspektive des Kindes ihre eigenen Babyhände und ihre Eltern gesehen, die erstarrt vor Entsetzen und verstört in den Kinderwagen geschaut hätten, dahinter seien alle vier Großeltern sichtbar, auch diese erstarrt und verstört. Mit dem Bild sei ihr spürbar geworden, wie sehr ihre Eltern und Großeltern im Bann des Krieges gestanden haben und wie stark das auf sie gewirkt haben müsse, auch wenn sie das damals natürlich noch nicht habe verstehen können.

> Das Thema der Überarbeitung habe sich damals nicht unmittelbar beruhigt. Erst nach und nach habe sie sich darauf einstellen können, nun eine Chefin zu haben, die sie nicht ausnutze, sondern fördere. Am Anfang sei das befremdlich gewesen (was ist denn jetzt ihr Platz?), aber inzwischen lerne sie dies zu schätzen und komme auf ihrem Platz zur Ruhe. Sie erzählt von der Rückmeldung eines wichtigen Lehrers: wenn er ihr Vater wäre, er wäre stolz auf sie. Es sei ihr schwer gewesen, das anzunehmen, sie habe zunächst eher verstört und misstrauisch reagiert (was will er von ihr)? Als ich bestätige, dass wirklich beeindruckend sei, was sie erreicht habe, wird deutlich, wie stark Ruth solche Rückmeldungen abwehrt und ablehnt. Ich frage sie, was denn wäre, wenn sie es annehmen würde? Dann würde sie wieder beim Vater landen und bei der Frage, ob sie es leichter haben dürfe als dieser, ob sie es schaffen dürfe. Als ich ergänze: und dann womöglich auch noch ohne Anstrengung, stimmt sie mir berührt zu.

Vieles an diesem Nachklang scheint mir wichtige Aspekte von Aufstellungen zu verdeutlichen.

Erstens: Aufstellungen haben Bedeutungsschichten, das Bild kann von verschiedenen Perspektiven aus immer neue Bedeutungen gewinnen. In dieser Mehrdeutigkeit ähneln sie Träumen. So haben sich in Ruths Bild im Laufe der Zeit mindestens fünf verschiedene Bedeutungsschichten gezeigt:

- als Versuch, die Bindung an den Vater zu halten, indem sie sein Schicksal wiederholt.
- als Wiederholung der Art, wie der Vater mit sich selber umgegangen ist: nämlich ohne Selbstfürsorge und mit einem zerstörerischen Ausmaß an Überarbeitung.
- als Festhalten an der Rolle derjenigen, welche Eltern und Elternfiguren ›rettet‹. Diese Rolle hatte Ruth in ihrer Familie Sicherheit gegeben. Die Rolle hat den Vorteil, dass sie sehr mächtig und wichtig ist – und den Nachteil, dass sie unweigerlich zu einer vollständigen Überlastung führt.

- als Bild dessen, dass sie den Hass der Eltern gegen sich selber richtet, weil sie den Hass der Eltern aufeinander nicht ertragen konnte.
- als Ausdruck dessen, dass Kriegsverstörungen und -traumatisierungen der Großeltern über ihre Eltern an sie weitergegeben wurden und ihrem Inneren Team einen Widerhall finden.

Jede dieser Schichten ist gleichermaßen plausibel und gültig, womöglich gibt es auch noch weitere Schichten.

5.2 Der Prozess ist wichtiger als der Inhalt

Zweitens hat Ruth das, was in meiner Erinnerung als Therapeutin der Kern der Aufstellung war, nicht mehr bewusst erinnert. Es war für mich eine spannende Erkenntnis, dass dies offenbar gar nicht so selten ist: Erstaunlich viele der Klientinnen und Klienten, die ich später nach ihren Erinnerungen an Aufstellungen gefragt habe, hatten das, was mir als das Zentrale erschien, nicht mehr präsent. Zugleich waren sie oft sehr zufrieden mit dem Ergebnis der Aufstellung, und die Bilder schienen sehr wohl weiterzuwirken.

In Ruths Beispiel kann man die Sequenz, in welcher das weise ältere Paar und die beiden Engel des Mitgefühls sowie der Abgrenzung neben den Verfolger treten, als unmittelbare Fortsetzung der Aufstellung lesen. Der Engel der Abgrenzung trennt das eigene Leben von dem des Vaters und spiegelt damit die Bewegung der Aufstellung, in der Ruth den Schatten des Vaters aus ihrem Inneren Team herausgebracht hatte. Und der Engel des Mitgefühls hält den Kontakt zum Vater – so wie in der Aufstellung die dem Leben Zugewandte. Das ältere Paar, das dem Schattenvater zur Seite tritt, kann man als Bild dafür lesen, dass Ruth als Tochter den Vater loslassen kann, wenn dieser einen Rückhalt in der älteren Generation, bei seinen Eltern, finden kann – ein häufiges Motiv in Familienaufstellungen. Im weiteren Verlauf scheint sich dann das Bild des Verfolgers zu weiten, es gilt jetzt nicht mehr nur dem Vater, sondern beiden Eltern.

Die Nachwirkung der Aufstellung scheint also nicht von der Frage abhängig zu sein, was die Klientin bewusst erinnert. Offenbar wird bei gelingenden Aufstellungen ein Prozess angestoßen, der unbewusste Bilder hervorbringt und im Unbewussten der Klientin neue Verbindungen schafft (Weber berichtet von ähnlichen Erfahrungen, siehe Weber, Schmidt & Simon 2013, S. 49).

Häufig beschreiben Klienten auch, dass sie als Wirkung der Aufstellung Bilder der Stellvertreter als Anker des Aufstellungsbildes mitnehmen. Sie sehen in bestimmten Situationen deren Gesicht, spüren sie körperlich in ihrem Rücken, hören einzelne Sätze oder fühlen sich in ihrem Alltag von ihnen begleitet. Manchmal berichten sie von drastischen Veränderungen – einem psychosomatischen Symptom oder einer Handlungsblockade, die seit der Aufstellung verschwunden sind. Manchmal ist die Schwierigkeit auch geblieben, aber sie können liebevoller darauf schauen und hadern weniger mit sich, sodass sie in dieser Schwierigkeit entspannter und versöhnter sind.

Der Erfolg einer Aufstellung scheint sich mir daran zu bemessen, ob diese einen solchen Prozess in Gang setzt, den die Klientin oder der Klient für sich als fruchtbar erlebt. Die manifeste Deutung, welche sich während der Aufstellung als bewegend und wichtig erweist, ist dabei manchmal von Bedeutung, weil sie es den Klienten ermöglichen kann, sich besser zu verstehen. Nicht selten aber hat die manifeste Deutung offenbar die Funktion der von dem Philosophen Ludwig Wittgenstein beschriebenen »Leiter«, die man wegwerfen kann, wenn man auf ihr heraufgestiegen ist (Wittgenstein 1922/1963, 6.54).

KAPITEL 6

Abbau der Bühne

Die Komplexität, die in der Aufstellung eines beliebigen Themas deutlich wird, kann niemals vollständig bearbeitet werden, jede Arbeit setzt einen Fokus, verfolgt einen roten Faden, schlägt eine Schneise. Eine Aufstellungsarbeit klärt nicht alles und löst nicht alles, sie ist Teil eines Weges. Wann ist es gut, eine Arbeit zu beenden, was ist ein sinnvolles Ziel, was kann ein Kriterium für den Aufstellungsleiter sein, eine Arbeit abzuschließen? Und wie kann der Aufstellungsleiter Klient und Gruppe gut aus der Aufstellung herausführen?

6.1 Wann ist eine Aufstellung zu Ende?

Sinnvolle Punkte zum Abrunden sind:

- Ein wichtiger Punkt ist geklärt, jetzt sollte das Thema erst einmal sacken, bevor ein neuer Aspekt fokussiert wird (und unklar ist, wie lange es dauern würde, diesen hinreichend gründlich anzusehen).
- Der Prozess kreiselt, und trotz mehrerer Versuche, wieder in Fluss zu kommen oder die Blockade zu verstehen, stockt der Prozess. Dann kann es sinnvoll sein, dies als vorläufigen Endpunkt zu verstehen und das Ergebnis zu sichern und auszuwerten.

Wesentlich ist auch, wenn einer der Beteiligten an seine Grenze kommt. Das kann heißen:

- Der Protagonist ist am Rande seiner Aufnahmekapazität oder schlicht erschöpft (eine Aufstellung ist harte emotionale, geistige und körperliche Arbeit für den Protagonisten!).

- Der Therapeut kann nicht mehr oder merkt, dass er dem Prozess keine Impulse mehr geben kann.
- Die Gruppe kann nicht mehr, wird zunehmend unruhig oder ist genervt. Das kann vor allem dann passieren, wenn der Prozess zäh und schwierig ist und es wesentlich um die Arbeit an Blockaden und Widerständen geht. Weil Therapeut und Klient unmittelbarer beteiligt sind, halten sie solche Prozesse in der Regel länger aus als die Gruppe. Der Therapeut ist auch im Sinne des Klienten gut beraten, im Blick zu behalten, ob die Gruppe den Prozess noch mittragen kann, denn der Klient braucht die Gruppe als Haltenetz. Wenn die Kapazität der Gruppe überstrapaziert wird, dann besteht die Gefahr, dass der Klient den Unmut der Gruppe hinterher zu spüren bekommt.

Meiner Erfahrung nach ist nach maximal 75 Minuten (10–15 Minuten Erhebung und 60 Minuten Bühnenphase) die Grenze des Verkraftbaren erreicht, spätestens dann sollte der Therapeut die Arbeit auf der Bühne abschließen und die Auswertung einleiten. Für diese Auswertung sollten noch einmal 15–20 Minuten eingeplant werden.

Wie an vielen Punkten im Prozess ist es auch hier wichtig, dass der Therapeut nicht zu erfolgssehnsüchtig ist. Natürlich ist es wunderbar, eine Aufstellung »rund« zu bekommen und mit einem bewegenden Endergebnis abzuschließen. Das gelingt bei Weitem nicht immer, und das ist auch nicht das Wesentliche. Ziel ist, einen Schritt weiterzukommen von dem Punkt aus, an dem der Klient zu Beginn steht. Der Therapeut darf darauf vertrauen, dass auch in der Auswertung noch einiges passieren wird und dass der Prozess des Klienten mit der Aufstellung nicht endet. Der Prozess wird weitergehen, nach der Aufstellung, ohne den Therapeuten, ohne die Gruppe.

6.2 Abschluss der Aufstellung und Abstreifen der Rollen

Ich kündige das Ende der Aufstellung an, damit der Klient schauen kann, ob er noch etwas tun oder abrunden möchte, bevor seine Bühne aufgelöst wird.

> *Therapeutin:* »Allmählich sollten wir abrunden. Gibt es etwas, das Sie noch brauchen oder tun möchten, bevor wir diesen Teil der Arbeit abschließen?«

In aller Regel ist den Aufstellenden wichtig, sich noch bei ihrem Inneren Team zu bedanken. Manchmal haben sie auch den Impuls, noch etwas zu tun:

- noch ein Teammitglied zu befragen, das bislang nicht zu Wort gekommen war;
- einem Teammitglied noch etwas sagen, vor allem: dieses Teammitglied noch würdigen oder ihm sagen, dass sie sich zu einem anderen Zeitpunkt weiter mit ihm beschäftigen wollen;
- ein kurzes Blitzlicht in ihrem Inneren Team zu der Frage, wie sie sich denn nun in einer bestimmten Situation verhalten sollen;
- oder ein abschließendes Statement des Oberhaupts, gewissermaßen das Fazit des Chefs oder der Chefin.

Wenn es so einen Impuls gibt, dann ist es gut, diesem noch Raum und Zeit zu geben. Anschließend gebe ich dem Aufstellenden das Schlusswort und bitte ihn, alle Stellvertreter aus ihren Rollen zu entlassen.

Dieser Punkt ist sehr wichtig. Die Stellvertreter schlüpfen in die Rolle der unterschiedlichen Teammitglieder hinein, und sie übernehmen deren Gefühle und Impulse. Wir wissen aus dem Psychodrama, wie intensiv diese Rollenübernahme ist. Zuweilen ›haften‹ diese Rollen hinterher an – gerade dann, wenn eigene Gefühle, Aspekte der eigenen Geschichte berührt werden. Daher brauchen die

Stellvertreter Unterstützung dabei, wieder aus dieser Rolle herauszufinden. Das kann auf sehr verschiedene Weise geschehen – wichtig ist, dass es ein klares Ritual dafür gibt, das jedes Mal achtsam und bei allen Stellvertretern durchgeführt wird (dabei sollten auch die Stellvertreter für reale Bezugspersonen an der Kontaktlinie nicht vergessen werden!). Die Form des Rituals scheint mir weniger bedeutsam als die Existenz eines Rituals. Ich rege meist an, dass der Klient zu jedem einzelnen Teammitglied und jedem einzelnen Stellvertreter eines Familienmitglieds hingeht und ihn aus der Rolle entlässt:

> »Danke, dass du die Rolle meiner ›Perfektionistin‹ übernommen hast – du bist jetzt nicht mehr meine Perfektionistin, sondern wieder Anja.«

Oft wandeln die Klienten das Ritual ab, ich habe nichts dagegen, solange das Prozedere klar und deutlich bleibt. Außerdem fordere ich die Stellvertreter auf, die Rolle körperlich abzustreifen und einen bewussten Schritt in ihre eigene Identität hinein zu tun.

6.3 Auswertung in der Gruppe

Anschließend löse ich die Bühne auf, und alle kommen wieder im Stuhlkreis zusammen. Meine erste Frage geht an den aufstellenden Klienten, der nun wieder an seinem Platz in der Gruppe sitzt:

> *Therapeutin:* »Wo sind Sie jetzt gelandet?«
> Nachdem der Klient dazu etwas gesagt hat, frage ich ihn, ob er noch eine Frage an die Gruppe habe. Dann lade ich die Gruppe zu einer Auswertungsrunde ein:
> *Therapeutin:* »Wo sind Sie gelandet? Gibt es noch Nachträge aus den Rollen? Was haben die Zuschauer erlebt und beobachtet, gab es Punkte, wo Ihr eigenes Leben berührt wurde? Oder gibt es noch etwas, was Sie Joachim noch sagen wollen? Wenn Sie Fragen oder Anmerkungen zur Methode haben, dann dies gerne

später – erst einmal werten wir die Aufstellung aus und schließen die Arbeit mit Joachim ab.«

Diese Runde hat mehrere Funktionen. Sie dient erstens dazu, Rückmeldungen für den Klienten einzusammeln. Häufig kommen hier noch wichtige Rückmeldungen aus den Rollen, häufig werden auch noch wichtige Beobachtungen und Aspekte benannt, die auf der Bühne nicht im Fokus standen oder die übersehen wurden. Oft bringen die Gruppenmitglieder Mitgefühl zum Ausdruck, berichten von ähnlichen Erfahrungen im eigenen Leben. Bei konkreteren Fragestellungen erzählen sie zuweilen auch davon, was ihnen damals weitergeholfen hat, oder geben Anregungen. Diese Rückmeldungen stellen für den Klienten noch eine wichtige inhaltliche Ernte dar, zugleich hilft ihm diese Runde, wieder in die Gruppe hineinzufinden. Er hat in der Aufstellung sehr viel von sich gezeigt, nun ist es wichtig, dass er ein Gefühl dafür bekommt, auf welchen Boden das bei den anderen gefallen ist, und dass er Resonanz von den anderen bekommt.

Für die Stellvertreter ist die Runde die Gelegenheit, etwaige Reste aus der Rolle loszuwerden und bei Bedarf zu erzählen, wie es war, für diese Rolle ausgewählt zu werden und diese Rolle zu übernehmen. Nicht selten stößt die Rolle einiges an: weil diese Rolle so vertraut oder so unvertraut ist, weil man diese Wahl erwartet hatte oder weil diese gänzlich unerwartet kam, weil die Rolle ein eigenes Lebensthema trifft, weil Erfahrungen aus dem Aufstellungsprozess Anregungen für das eigene Leben bieten. Jede Rollenwahl ist eine Einladung zu einer Reise in die eigene Innenwelt. Und für diejenigen schließlich, die als Zuschauer dabei waren, bietet die Runde die Gelegenheit, sich wieder einzuklinken: mit Beobachtungen und Rückmeldungen zum Aufstellungsprozess oder mit Berichten dazu, wie es war, von außen zuzuschauen. Die Runden sind also für alle Beteiligten wichtig. Ich versuche gleichwohl, sie zeitlich im Rahmen zu halten und ihnen nicht mehr als maximal 10 Minuten einzuräumen, damit die Energie nicht zerfleddert und nichts zerredet wird.

Der Therapeut hat die Aufgabe, dafür zu sorgen, dass diese Runde für alle – vor allem für den Protagonisten – konstruktiv verläuft. In seltenen Fällen kommt es dazu, dass ein Gruppenmitglied den Protagonisten in der Auswertung direkt oder indirekt angreift. Womöglich hat die Aufstellung ein eigenes Thema dieses Gruppenmitgliedes berührt und dieses hat sich nicht mit dem aufstellenden Protagonisten, sondern mit jemandem aus dessen Umfeld identifiziert, sodass es aus einer Übertragungsperspektive auf den Protagonisten schaut. Oder das Gruppenmitglied war mit dem Aufstellungsprozess nicht zufrieden, was am häufigsten dann passiert, wenn dieser stark von Wächtern geprägt und zäh war. Ab und an nehmen Gruppenmitglieder das dem Protagonisten übel.

Wenn der Protagonist nach der Aufstellung attackiert wird, dann schütze ich ihn und stelle mich vor ihn. Wer von der Bühne kommt und viel von sich gezeigt hat, der ist meist angreifbar und erschöpft. Dies ist für die meisten Menschen kein guter Moment, Konflikte auszutragen oder sich mit heiklen Rückmeldungen auseinanderzusetzen. Wenn der Protagonist angegangen wird, braucht er also Rückhalt. Daher stoppe ich das Gruppenmitglied freundlich und deutlich. Ich erkläre dann meist, was den Prozess womöglich umständlich gemacht hat, äußere Verständnis, wenn das für die Gruppe anstrengend war, und sage, dass jeder sein eigenes Tempo hat. Und ich nehme die Verantwortung für Langatmigkeit und Zähigkeit auf mich (mit Recht, denn ich habe den Prozess geleitet!) und sage, warum es mir wichtig war, an einem bestimmten Punkt auszuharren und mir Zeit zu nehmen. Der Leiter trägt die Verantwortung dafür, dass der Protagonist heil aus der Aufstellung herauskommt. Natürlich trägt auch die Gruppe Verantwortung – aber zu meiner Verantwortung als Leitung gehört, dass ich die Gruppe im Blick halte und darauf achte, dass sie den Prozess trägt.

Zu meinen Aufstellungsworkshops kommen viele Kollegen, die auch ein methodisches Interesse an der Arbeit haben. Daher gibt es häufig technische Fragen oder Anmerkungen. Ich beantworte diese gerne, trenne diese technische Metaperspektive jedoch von der inhaltlichen Auswertung. Es ist eine ganz andere Haltung, ob die Gruppe aus der Perspektive der Teilhabe und des Miterlebens über eine Aufstellung spricht oder aus der Vogelperspektive fachliche Fragen diskutiert. Beides hat seinen Wert, aber es geht nicht gleichzeitig. Darum gebe ich fachlichen Fragen erst dann Raum, wenn die inhaltliche Auswertung abgeschlossen ist und ich dem Protagonisten erneut das Schlusswort überlassen habe.

6.4 Nachlese und Nachsorge

Ich lasse am letzten Tag eines Workshops nicht mehr aufstellen, weil ich die Nachlese am nächsten Tag für wichtig halte. In der Tradition der Weiterbildungen am Schulz-von-Thun-Institut beginne ich in jedem Seminar mit Selbsterfahrungsanteilen den Tag mit einer kurzen Morgenrunde, in der ich erfrage, wie es den Teilnehmern mit dem letzten Seminartag geht. Auf welchen Boden sind die Erfahrungen gefallen, wie haben die eigenen Themen und die Themen der anderen weiter gearbeitet? Gab es Nachklänge, welcher Art auch immer, sind Fragen aufgetaucht? Es ist mir wichtig, mit dem Abstand einer Nacht alle Beteiligten (vor allem natürlich diejenigen, die am Vortag aufgestellt haben) noch einmal zu sehen und zu hören, wo alle stehen. Um Früchte teilen zu können und um nachbesprechen zu können, wenn es womöglich auch schwierige Punkte in einer Aufstellung gab. Aufstellungen setzen sehr intensive Prozesse in Gang, damit will achtsam umgegangen sein. Dazu gehört auch, dass ich gegebenenfalls zu Möglichkeiten der Nachbereitung berate.

KAPITEL 7

Aufstellungsarbeit in der Einzeltherapie?

Aufstellungsarbeit wird auch in der Einzeltherapie eingesetzt (z. B. Philipp 2011). Mangels Gruppe nutzen die Therapeuten für die Aufstellungen hier die Figuren des Familienbretts, Playmobilfiguren, Symbole, Bodenanker, Zettel oder leere Stühle. Mithilfe der aufgestellten Bilder können Therapeutin und Klientin die Familie oder das äußere oder innere System der Klientin gemeinsam von außen erkunden, über Zusammenhänge nachdenken und mit Umstellungen experimentieren. Die Klientin kann in verschiedene Rollen hineinschlüpfen, diese erkunden und verschiedene Perspektiven ausprobieren. All dies sind kostbare therapeutische Möglichkeiten.

Aus meiner Sicht haben diese allerdings wenig mit Aufstellungsarbeit zu tun. Denn die beiden Kriterien, die mir als Kernpunkte von Aufstellungsarbeit erscheinen, fallen weg: die Gruppenerfahrung und die Arbeit mit der »repräsentierenden Wahrnehmung«. Letzteres sehe ich, einem Definitionsvorschlag von Fritz Simon folgend, als entscheidendes Merkmal von Aufstellungen (s. o. S. 21, Weber, Schmidt & Simon 2013, S. 197). Aufstellungen leben davon, dass in den Wahrnehmungen der Stellvertreter Tiefenschichten der aufgestellten Dynamik sichtbar werden. Das können Gegenstände nicht leisten. Aufstellungen mit Gegenständen ermöglichen die Externalisierung innerer Bilder und bieten eine Projektionsfläche für Gefühle, Gedanken und Impulse von Klientin und Therapeutin – aber sie bieten keine »repräsentierende Wahrnehmung«. Natürlich kann die Therapeutin versuchen, dies zu ersetzen, indem sie den Klienten zwischen den Positionen hin- und herwechseln lässt. Aber abgesehen davon, dass dies für den Klienten recht strapazierend ist und man beim schnellen Wechsel zwischen sehr verschiedenen Positionen durchaus an Grenzen stößt, ersetzt auch dies nicht das Feld einer Aufstellungsgruppe.

Ein Kernelement von Aufstellung ist es, dass sie in einer Gruppe stattfindet, die einen lebendigen und sinnlichen Resonanzraum für das aufgestellte System bildet, die mitträgt und mit aushält und womöglich zur bezeugenden Öffentlichkeit eines Übergangsrituals wird (siehe S. 54). Gegenständliche Aufstellungen können daher die besondere Potenz von Aufstellungsarbeit nicht in die Einzeltherapie übertragen. Ich habe lange Zeit damit experimentiert und das Ergebnis sehr bedauert, weil es in Einzeltherapien immer wieder Punkte gab, wo ich gerne das Potenzial der Aufstellungsbühne genutzt hätte. Die Besonderheit einer Aufstellung des Inneren Teams liegt in der Prägnanz, mit der die unbewusste Dynamik hinter einem spezifischen Thema in kürzester Zeit ergründet werden kann. Die Einzeltherapie hat andere Qualitäten: Sie lebt von der Kraft der Beziehung zwischen Therapeutin und Klientin. Diese Beziehung und das gegenseitige Vertrauen, das im Laufe der Zeit wachsen kann, eröffnet einen Wachstumsraum, den wiederum die Aufstellungsgruppe in der Kürze der Zeit niemals erreichen kann.

Der Wunsch, beides verbinden zu können, hat mich lange umgetrieben, und ich habe die Brücke zur Einzeltherapie dann an einem Punkt gefunden, wo ich sie weder gesucht noch erwartet hatte: nämlich in der Arbeit mit Imagination, in der Arbeit mit der inneren Bühne der Vorstellungswelt (Schwartz 1997, Kumbier 2013, S. 164–216). Der »repräsentierenden Wahrnehmung« in der Gruppe entspricht auf der inneren Bühne die Eigendynamik der Bilder. Die wichtige Gemeinsamkeit zwischen der Arbeit in der Imagination und der Aufstellungsarbeit in Gruppen scheint mir zu sein, dass das ›Material‹, mit dem gearbeitet wird, lebendig und plastisch ist und dass sich in diesem Material unmittelbar die innere Bewegung des Prozesses widerspiegelt: Die Klientin tritt einem lebendigen Spiegel gegenüber und kann unmittelbar mit diesem interagieren.

Die unbewussten Bilder der Klientin können dabei auf der inneren

Bühne der Imagination eine Intensität und Unberechenbarkeit entwickeln, die auf der Aufstellungsbühne nur in Grenzen möglich ist. In der Imagination kann buchstäblich alles passieren: Anteile werden größer oder kleiner, wechseln die Gestalt, bekommen einen zweiten Kopf oder explodieren, sie werden dunkler, heller, friedlicher, müder, älter, jünger, ziehen sich zurück, versinken im Boden oder beginnen zu schweben. All diese Prozesse können sich auch im Feld der Aufstellung in einer Gruppe spiegeln: nämlich in der Wahrnehmung der Stellvertreter, als körperliche oder psychische Reaktionen. Das heißt: Sie müssen von diesen wahrgenommen und in Worte oder Gesten übersetzt werden. Auf der inneren Bühne dagegen werden sie unmittelbar in Bilder und Symbole übersetzt – wie Träume. Arbeit in der Imagination ist im Grunde bewusst inszenierte Traumarbeit. Damit scheinen mir die inneren Bilder oft noch unmittelbarer mit der unbewussten Bilderwelt des Klienten, der Klientin verbunden zu sein.

Was wiederum die Aufstellungsbühne der Imagination voraushat und immer voraushaben wird, ist die Gruppe: das Containing und den Halt der Gruppe, die Erfahrung, dass nicht nur die Therapeutin, sondern eine ganze Gruppe von Menschen das eigene Lebensthema mitträgt und darauf reagiert, und zwar in aller Regel wohlvollend, verstehend und wertschätzend. Wenn eine Aufstellung im Gruppensetting gelingt, dann stellt sie dem Klienten nicht nur einen Therapeuten, sondern eine ganze Gruppe innerlich zur Seite. Das wiederum ist etwas, das die Einzeltherapie nicht leisten kann. Gruppen- und Einzelarbeit eröffnen also unterschiedliche Räume, und keines von beiden wird je durch das andere vollständig ersetzbar sein.

Zum Schluss

Bücher entwickeln sich weiter, während sie geschrieben werden. Methoden verändern sich durch neue Klienten, neue Erkenntnisse werfen alte Sicherheiten um, Therapeuten werden durch Erfahrungen im eigenen Leben oder Erfahrungen mit Klienten klüger – oder vergessen, was sie früher einmal wussten.

Meine Arbeit mit Aufstellungen hat sich verändert, seit ich 2011 begann, ein Buch darüber zu schreiben. Sie ist variantenreicher geworden, oft lapidarer. Die Grenzen zur Familienaufstellung sind durchlässiger geworden, immer häufiger tauchen nun die Eltern in den Aufstellungen auf: von vornherein mit aufgestellt an der Kontaktlinie, als spürbare Kraft im Feld oder im Nachklang in den inneren Bildern der Klienten. 2011 erschien mir die Aufstellungsarbeit noch als therapeutischer Monolith, hochwirksam, beeindruckend und in ihrer Potenz mit nichts anderem vergleichbar. Oft bedauerte ich, dass ich diese Möglichkeiten für meine Klienten in der Einzeltherapie nicht zur Verfügung hatte. Inzwischen habe ich die Brücke zur Einzeltherapie an einer Stelle entdeckt, wo ich sie nicht vermutet hatte: nämlich in der Arbeit mit Imagination, in der Arbeit auf der inneren Bühne der Vorstellungswelt. Zunehmend gehen die Bühnen ineinander über und ergänzen und bereichern sich gegenseitig. Ich habe Methoden aus der Einzeltherapie (vor allem traumatherapeutische Elemente) in meine Aufstellungsarbeit integriert und habe umgekehrt von der Aufstellungsbühne für die Arbeit mit Imagination gelernt.

Vieles jedoch ist auch gleich geblieben: mein Zutrauen zum Aufstellungsfeld und zum Prozess des je einzelnen Klienten beispielsweise oder die Erfahrung der enormen Kraft, die in einer Gruppe liegt, die das Thema eines Einzelnen mitträgt.

Klarer als früher ist mir, dass nicht das manifeste Ergebnis einer Aufstellung wichtig ist, sondern der Prozess, den diese in der Klientin auslösen kann. Im guten Fall ist das Ergebnis einer Aufstellung ein Suchprozess, ein Vertrauen in die eigenen Bilder und der gefühlte Rückhalt durch die Aufstellungsgruppe und die Therapeutin. Es würde mich freuen, wenn auch dieses Buch Suchprozesse anstoßen würde – Lust darauf, in der eigenen therapeutischen Arbeit oder in der Aufstellungsarbeit Neues auszuprobieren oder Bekanntes anzureichern, womöglich auch Interesse an den eigenen Bildern und Entwicklungsprozessen.

Hamburg im Oktober 2015

Dank

Dank an Norbert Wilbertz! Er hat mich an die Aufstellungsarbeit herangeführt und geduldig und liebevoll die Vehemenz ertragen, in der ich mich in damals jugendlicher Leidenschaft an ihm gerieben habe. Erst heute weiß ich wirklich zu würdigen, was es bedeutet, Lehrer zu haben, die ihre Schüler dazu ermutigen, eigene Wege zu gehen.

Dir, Friedo, verdanke ich das Innere Team, und die Jahre unserer Zusammenarbeit an der Uni gehören zu den besten und inspirierendsten meines Lebens! Ich zehre bis heute davon: von der selbstverständlichen Haltung von Wohlwollen und Zutrauen, die ich bei Dir genießen und von Dir lernen konnte, von den Geschwistern Leichtfuß und der Freude am Schreiben.

Alexander Porschke, Silke Luinstra und Inge Hasselmann haben mich mit ihrem Interesse an meiner Arbeit und ihren hartnäckigen Fragen dazu gebracht, über meine Aufstellungsarbeit auch theoretisch nachzudenken. Ohne sie wäre dieses Buch nicht entstanden.

Ebenso wäre es nicht ohne die Teilnehmerinnen und Teilnehmer meiner Seminare und Workshops entstanden, die mich mit ihren Geschichten berührt haben, die bereit waren, sich auf die Lebensgeschichten anderer Menschen einzulassen und Teil intensiver Prozesse zu werden. Ihnen verdanke ich nicht nur die Erfahrungen, Bilder und Gedanken, die Grundlage dieses Buches sind, sondern immer wieder auch wichtige Impulse für mein eigenes Leben.

Dank auch an meine wunderbaren Erstleserinnen Karen Zoller, Britta Petersdorf und Barbara Kramer! Ihr habt mich ermutigt und an den richtigen Stellen gebremst, mir unverblümte Kritik, ehrliche Begeisterung und nicht zuletzt viel Zeit geschenkt und das Buch entscheidend mitgeprägt!

Und schließlich Dank an Stefan. Du hast mir den Rücken freigehalten, meine Geistesabwesenheit und Launen ertragen, zahllose Gedanken mit mir diskutiert und dich in Geduld geübt, wenn ich wieder einmal »nur ganz kurz« hinter meinem Laptop verschwunden bin. Und ich vermute, dass das Buch atmosphärisch stark von wunderbaren Gerüchen und deinen Kochkünsten geprägt ist.

Übersicht über die Beispiele

Aufgenommen sind alle Beispiele, in denen inhaltlich auf die Dynamik der Aufstellung eingegangen wurde.

Literatur

Bauer, Joachim (2006): Warum ich fühle, was du fühlst: Intuitive Kommunikation und das Geheimnis der Spiegelneurone. München: Heyne

Benien, Karl (2002): Beratung in Aktion. Erlebnisaktivierende Methoden im Kommunikationstraining. Hamburg: Windmühle

Bion, Wilfred (1961/1992): Lernen durch Erfahrung. Frankfurt/M.: Suhrkamp. Englische Originalausgabe 1961

Boszörményi-Nagy, Iván & Spark, Geraldine M. (1973/2015): Unsichtbare Bindungen. Die Dynamik familiärer Systeme. 10. Auflage. Stuttgart: Klett-Cotta. Englische Originalausgabe 1973

Daimler, Renate (2008, Hg.): Basics der Systemischen Strukturaufstellungen: Eine Anleitung für Einsteiger und Fortgeschrittene. München: Kösel

Drexler, Diana (2015): Einführung in die Praxis der Systemaufstellungen. Heidelberg: Carl Auer

Freud, Sigmund (1914): Erinnern, Wiederholen und Durcharbeiten. Gesammelte Werke X, S. 126–136. Frankfurt: Fischer

Fürstenau, Peter (2001): Psychoanalytisch verstehen – Systemisch denken – Suggestiv intervenieren. Stuttgart: Klett-Cotta

Heimann, Paula (1959): On countertransference. In: International Journal of Psychoanalysis. Bd. 31, 81–84

Hellinger, Bert (1994): Ordnungen der Liebe. Ein Kursbuch. Heidelberg: Carl Auer

Hellinger, Bert & ten Hövel, Gabriele (1996): Anerkennen, was ist. Gespräche über Verstrickung und Heilung. Köln: Kösel

Huber, Michaela & Plassmann, Reinhard (2012, Hg.): Transgenerationale Traumatisierung. Paderborn: Junfermann

Kumbier, Dagmar (2013): Das Innere Team in der Psychotherapie. Methoden- und Praxisbuch. Stuttgart: Klett-Cotta

Moreno, Jacob L. (1959/2007): Gruppenpsychotherapie und Psychodrama. Einführung in die Theorie und Praxis. 6. Auflage. Stuttgart: Thieme. Englische Originalausgabe 1959

Ogden, Thomas (1988): Die projektive Identifikation. Forum Psychoanalyse, 4, S. 1–21

Orban, Peter (2008): Kursbuch Aufstellungsarbeit. Grundlagen – Methoden – Beispiele. München: Kösel

Philipp, Wilfried de (2011, Hg.): Systemaufstellung im Einzelsetting. Heidelberg: Carl Auer

Radebold, Hartmut, Bohleber, Werner & Zinnecker, Jürgen (2008): Transgenerationale Weitergabe kriegsbelasteter Kindheiten. Interdisziplinäre Studien zur Nachhaltigkeit historischer Erfahrungen über vier Generationen. Weinheim: Beltz Juventa

Rauwald, Marianne (2013, Hg.): Vererbte Wunden. Transgenerationale Weitergabe traumatischer Erfahrungen. Weinheim, Basel: Beltz

Reddemann, Luise (2001): Imagination als heilsame Kraft. Zur Behandlung von Traumafolgen mit ressourcenorientierten Verfahren. Stuttgart: Klett-Cotta

Reddemann, Luise (2011): Psychodynamisch imaginative Traumatherapie PITT – Das Manual: ein resilienzorientierter Ansatz in der Psychotraumatologie. Stuttgart: Klett-Cotta

Rogers, C. (1983): Therapeut und Klient. Grundlagen der Gesprächspsychotherapie. Frankfurt a. M.: Fischer

Schlötter, Peter (2005): Vertraute Sprache und ihre Entdeckung. Systemaufstellungen sind kein Zufallsprodukt – der empirische Nachweis. Heidelberg: Carl Auer

Schulz von Thun, Friedemann (1996): Praxisberatung in Gruppen. Erlebnisaktivierende Methoden mit 20 Fallbeispielen zum Selbsttraining für Trainerinnen und Trainer, Supervisoren und Coachs. Weinheim und Basel: Beltz

Schulz von Thun, Friedemann (1998): Miteinander Reden 3: Das Innere Team und situationsgerechte Kommunikation. Reinbek: Rowohlt

Schulz von Thun, Friedemann & Kumbier, Dagmar (2008, Hg.): Impulse für Beratung und Therapie. Kommunikationspsychologische Miniaturen 1. Reinbek: Rowohlt

Schwartz, Richard C. (1997): Systemische Therapie mit der inneren Familie. Stuttgart: Klett-Cotta

Shazer, Steve de (1990): Wege der erfolgreichen Kurztherapie. Stuttgart: Klett-Cotta

Sparrer, Insa (2009): Systemische Strukturaufstellungen: Theorie und Praxis. Heidelberg: Carl Auer

Stierlin, Helm (1982): Delegation und Familie. Beiträge zum Heidelberger familiendynamischen Konzept. Berlin: Suhrkamp

Stahl, Eberhard (2008): Einmaleins des Brückenbaus: versöhnende Aspekte beim dialogischen Doppeln. In: Schulz von Thun, F. & Kumbier, D. (Hg.): Impulse für Beratung und Therapie. Kommunikationspsychologische Miniaturen 1, S. 215–236

Thomann, Christoph (2008): Doppeln im Konfliktklärungsdialog, dargestellt am Kommunikationsquadrat. In: Schulz von Thun, F. & Kumbier, D. (Hg.): Impulse für Beratung und Therapie. Kommunikationspsychologische Miniaturen 1, S. 194–214

Varga von Kibéd, Matthias (2008a): Welche Art von Wirklichkeit wird abgebildet? In: Daimler, R. (Hg.): Basics der Systemischen Strukturaufstellungen. Eine Anleitung für Einsteiger und Fortgeschrittene. München: Kösel, S. 26–27

Varga von Kibéd, Matthias (2008b): Repräsentierende Wahrnehmung. In: Daimler, R. (Hg.): Basics der Systemischen Strukturaufstellungen. Eine Anleitung für Einsteiger und Fortgeschrittene. München: Kösel, S. 27–33

Varga von Kibéd, Matthias (2008c): Struktur und System. In: Daimler, R. (Hg.): Basics der Systemischen Strukturaufstellungen. Eine Anleitung für Einsteiger und Fortgeschrittene. München: Kösel, S. 33–38

Varga von Kibéd, Matthias & Sparrer, Insa (2014): Ganz im Gegenteil: Tetralemmaarbeit und andere Grundformen Systemischer Strukturaufstellungen – für Querdenker und solche, die es werden wollen. Heidelberg: Carl Auer

Walter, Rudolf (1994): ÜBERTRAGUNG – GEGENÜBERTRAGUNG oder Ziehen Sie das Jackett aus! Thesen aus Sicht der Psychoanalytischen Gestalttherapie. Zeitschrift der Deutschen Gesellschaft für Psychoanalytische Gestalttherapie, Heft 3, 45–59

Weber, Gunthart (1997, Hg.): Zweierlei Glück. Die systemische Psychotherapie Bert Hellingers. Heidelberg: Carl Auer

Weber, Gunthart, Schmidt, Gunther, Simon, Fritz B. (2013): Aufstellungsarbeit revisited: … nach Hellinger? Heidelberg: Carl Auer

Weinhold, Jan, Bornhäuser, Annette, Hunger, Christina, Schweitzer, Jochen (2014): Dreierlei Wirksamkeit. Die Heidelberger Studie zu Systemaufstellungen. Heidelberg: Carl Auer

Weinhold, Jan, Hunger, Christina, Bornhäuser, Annette, Link, Leoni, Rochon, Justine, Wild, Beate & Schweitzer, Jochen (2013): Wirksamkeit von Systemaufstellungen. Explorative Ergebnisse der Heidelberger RCT-Studie. In: Familiendynamik, Jg. 28, H. 1/2013

Weinhold, Jan, Hunger, Christina, Bornhäuser, Annette & Schweitzer, Jochen (2013, August 19): Family Constellation Seminars Improve Psychological Functioning in a General Population Sample: Results of a Randomized Controlled Trial. *Journal of Counseling Psychology*. Advance online publication. doi: 10.1037/a0033539

Wittgenstein, Ludwig (1922/1963): Tractatus logico-philosophicus. Logisch-philosophische Abhandlung. Frankfurt a. M.: Suhrkamp. Englische Originalausgabe 1922, deutsche Erstausgabe 1963

Yalom, Irvin D. (1995/2015): Theorie und Praxis der Gruppenpsychotherapie. Ein Lehrbuch. Stuttgart: Klett-Cotta 2015. Englische Originalausgabe 1995, deutsche Erstausgabe 1996

www.klett-cotta.de/fachbuch

Dagmar Kumbier
Arbeit mit dem Inneren Team bei Krebs und anderen Erkrankungen
Methoden- und Praxisbuch
283 Seiten, kartoniert
ISBN 978-3-608-89243-7

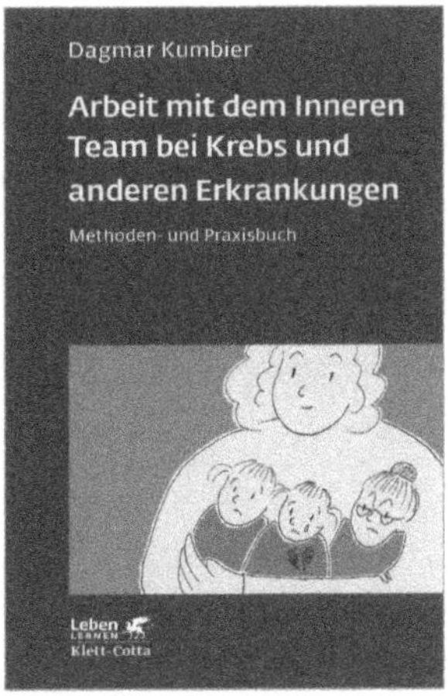

Das Innere Team als Hilfe zur Krankheitsbewältigung

Das Buch zeigt an vielen Beispielen aus der Praxis, wie die Innere-Team-Arbeit in der psychotherapeutischen Begleitung von schwer Erkrankten wirksam eingesetzt werden kann. Ein gestärktes Inneres Team fördert sowohl die psychische Stabilisierung als auch die körperliche Heilung.